U0277320

漫步世界著名医院

Talking to the world-renowned hospitals

透过细节

看文化

主编 王建安

ZHEJIANG UNIVERSITY PRESS
浙江大学出版社

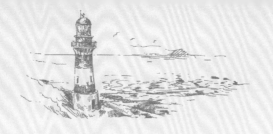

前　言

　　当今是一个科技高度发达、信息高度畅通、节奏日益加快、改革不断深入的时代，作为一所从1869年走来的百年老院，我们既要从医院丰厚的历史文化内涵中汲取养分，又要时刻提醒自己，明天我们该何去何从？

　　为此，我们立足于"成为世界一流大学优秀附属医院"的目标，提出了"建设具有鲜明学科特色的国际品牌医院"的愿景，凝练出"卓越战略"和"国际战略"两大战略规划。

　　近几年来，我们通过"瞄准一流"，鼓励优势学科以世界前10位为标杆，研究他们在临床、服务、科研哪些地方强，为什么强，然后不断地对比学习，实现自我提升；通过"远程嫁接"，开通与美国加州大学洛杉矶分校（本书中简称"UCLA"）医学中心、约翰霍普金斯大学、MD Anderson等世界一流医疗机构远程会诊，敞开胸怀，以点带面带动医疗服务、带动人员培训、带动学科发展，提高医院的辨识度和知名度；"难病共治，项目共研、学科共建、联合培训、人才共享、资源互补"等项目和领域的合作和交流，使我们与国际著名医院的联系越来越紧密，成果越来越丰硕。

　　在国际战略的指引下，我们每年选派一大批医生、护士以及行政人员深入到Mayo Clinic、约翰霍普金斯大学、UCLA、MD Anderson等世界最优秀的医疗机构学习交流。同时，医院本身也在不断地提升和完善，以深入推动海峡两岸医疗合作交流为途径，邀请台北医学大学附属万芳医院作为管理顾问，逐步建设并完善以质量和安全为核心的现代医院管理体系。当员工们经历了学习与交流，体味了思维的碰撞，又回到医院后，他们的所见、所闻已深深地印在他们脑海中，并在现实的工作中升华为他们自己的感悟，也影响、指导着具体的工作实践。这些宝贵的经历与感悟就是思想的共鸣，就是改变的源泉，就是发展的动力。我想这些难能可贵的经历和感悟应该与更多的人分享，让医院团队、员工更了解我们与世界一流医院的差距，更清楚我们的定位，从而让我们坚持敞开胸怀，"跳出省内看国内，跃出国内看世界"，以国际化的视野去关注世界一流医院的优秀典范、学习出色品质，从而形成自己的卓越文化，这也正是编写这本书的初衷。

在对外交流和学习中，我们很多医生、护士、行政人员切身感受到世界一流医院的先进经验，并结合我们医院实际把一些先进经验和做法具体运用到工作层面，但我们不要仅仅局限在一些细节层面，应该透过细节去看这些世界著名医院背后的体系和文化，今后我们更应该关注以下几个层面。

第一，要理解愿景真谛。如果有一种有关领导力的理念能够千年不变地为组织提供激励和启迪，那就是愿景了。在海外，你会发现许多平凡的医生乐意向你描述他们的愿景，当你看到基层员工饱含着情感向你描述他内心深处所要创造的医院时，你会为之深深震撼。你会感受到医院的文化是崇高庄严的事情，委身于一个有共同愿景的团队之中，是一件幸福的事情。

愿景带给我们彼此可以深度分享的价值观、服务理念和使命感。愿景也是一副描绘在我们心灵深处的图画，我们医院的文化建设，本质就是要让这幅图画能够真实存在于每位员工的心中。

第二，要学会系统思考。多年的医学教育让我们习惯于拆分问题、分解步骤，从而达到目标。但是不知不觉中，我们丧失了对更大的整体的感悟能力。我们习惯于在医院这个象牙塔中去做决策，却看不清我们所采取的行动所带来的结果。管理中许多问题的症结在于我们片段而局部的思考方式，这是改革最大的阻力来源。

海外许多医生，无论是顶尖的教授，还是普通的护士，他们都具有系统思考的能力。对待同样的患者，令人称道的不仅是他们的技术，更是他们周全考虑问题的能力。同样，系统的思考让他们不囿于一己得失，始终考虑到患者和服务对象的利益，考虑到团队和医院的利益。

第三，培养团队精神。在对外交流中，许多医生都感慨于海外医者间配合之天衣无缝。医院，作为最复杂的一种现代知识型组织，如果员工没有养成团队合作的习惯，那么纵然有最完善的制度、有各式各样的委员会、会议、通知、命令，也仍不可能有这样的横向沟通，也不可能自然形成一个以正确的任务为中心的工作团队。

第四，善于自我管理。对外交流中，我们发现许多海外医生身上都有一种自我超越的精神。他们的科研学习和道德追求，大多是主动的，是为了自我实现和自我超越这类精神性需求。实际上，在生命更高尚的美德和经济成就之间，并没有非此即彼、权衡取舍的关系。他们越是不计较蝇头小利，埋头于自己的梦想，就越有可能获得巨大的成功。很多医者发现，海外的医院里有一种近乎宗教的气氛，工作本身被认为是一种神圣的事情。医院员工之间，不是相互竞争，而是互相帮助，这让每个人的生活更充实丰满。

我们是一所百年老院，有着辉煌的历史，但时代已经对我们提出更高的要求，在新时期中我们要让百年老院结出新枝，要让卓越文化引领未来，这一切都需要我们凝聚在医院核心价值观、愿景和两大战略的旗帜下，我们的团队、我们的员工不断凝聚力量，以创造我们更加辉煌的明天，也使得医院的建设和发展做得更好、更快、更强。

王建安

2012年10月

目　录

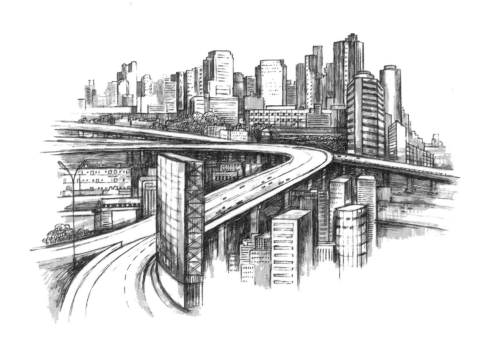

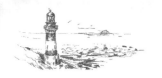

　　合作与交流是近年来医院发展的核心战略。目前，我们已与美国加州大学洛杉矶分校（UCLA）医学中心建立国际联合诊断学术中心，中央电视台早间新闻将我们的合作影像资料作为当时的中共中央总书记胡锦涛访美的背景资料播出。目前，我们双方的合作正在不断深入。

　　同时，我们与以品质管理著称，并在台湾首家通过JCI评审的台北医学大学附设万芳医院确立了医院管理的合作伙伴关系。

　　这些交流与合作让我们受益匪浅。

——王建安

医生也要"异想天开"

韩春茂

1994年5月，刚从日本学习回来的我开设了国内第一个疤痕专科门诊。为了提高知名度，我们还在一家报纸上登了一个豆腐块大小的广告，没曾想前来就诊的患者让我一下子忙到了第二天的中午！时至今日，回想当初，我还是掩不住心中的自豪。而这些成就的获得与我在日本的学习不无关系。

19年前初到日本时，感觉一切都那么清新：干净的街道、漂亮的花园、规划合理的院区、彬彬有礼的护士……这里仿佛是乐园，是患

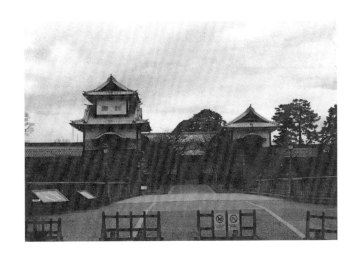

金泽城的古典建筑

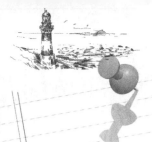

回音壁

1987年，浙二彭淑牖医生在无意玩圆珠笔的时候，突然有了灵感：将笔和听诊器金属管做成一个小耙子一样的东西，将电切、电凝、吸引、剥离4大功能在一把刀上集而为一。他发明的刮吸手术解剖法和多功能手术解剖器让手术时间缩短40%，出血量减少50%，外国专家称这一成果是"世界外科领域划时代的进步"。

者们的天堂。我这个异乡客看着这里的一切，心中暗暗竖起了大拇指。

我所到的金泽医科大学有着全日本最好的整形科。一方面是因为这里拥有最好的整形科教授，另一方面则得益于金泽医科大学活泼而有灵性的思维传统。以每周的科室研讨会为例，其主题会牵涉到各种不同的学术内容：有时会讨论烧伤到底该不该补充白蛋白，有时会讨论唇裂的最佳手术期是什么年龄段，有时会讨论电子照射需要多少时间，甚至还会讨论家庭主妇购物拎塑料袋导致手指肌腱断裂的问题！思维的活跃性和扩散性可见一斑，真是让我大开眼界。在国内，我们也会有类似的研讨会，但是所讨论的内容不过是本科室内部的一些病例，气氛上严肃沉闷，远没有金泽医科大学的氛围有灵性；而且我们聊来聊去也总是那么几个话题，所涉及的广度远远不及金泽。

这就涉及金泽医科大学所推崇的"多方面学科覆盖"这一特点。在医生的培养上，金泽医科大学并不要求学生们在一开始就确定所要学习研究的方向，而是给学生们足够的时间和精力去了解多方面的医学知识，然后再确定想要研究的方向。所以从金泽医科大学毕业的学生个个都是全才，也因此他们对患者进行诊断的时候可以考虑到病因的各个方面，并且从多角度进行诊疗；同时，知识范围的广泛也使得他们思维碰撞的火花更加激烈，在每周的科室研讨会上也就更容易谈到生活的方方面面，主题范围在不知不觉中就已经拓展开了。

有了这样的见识和思考，我深刻地感受到了自己的不足，于是在日学习期间，我有意识地强化自己在整形外科以外的医学知识，训练自己的拓展性思维，努力做到对患者的全方位的诊疗。同时在治疗渠道上，我能够开拓新思路，摆脱现实条件的不足。当然我的努力也得到了回报：在日本，我和导师通过研究电子线照射的剂量效应，在瘢痕疙瘩的电子线照射方法学方面进行了创新，得到了良好的医疗反馈。

回国后，我迫不及待地开设了疤痕专科门诊，想要用自己学到的医疗知识解除疤痕患者的痛苦，但是现实并不如意：当时的浙二医院没有电子线照射的设备。此时，拓展性思维帮助了我，为什么不找省肿瘤医院合作呢（当时的跨院合作几乎没有）？于是，"异想天开"的我联系到了省肿瘤医院，借用他们的电子线照射仪和直线加速器，为很多疤痕患者解除了多年的痛苦。

如今，我们科室不断拓展思路，勇于创新，不仅新建了皮肤软组织损伤治疗中心，并且开发了组织工程皮肤，这项研究成果已进入企

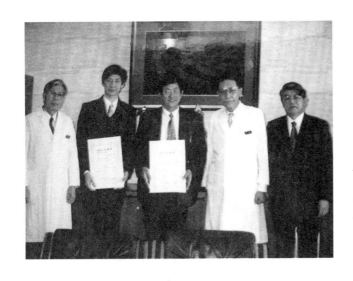

韩春茂（右二）在日本获得博士学位时与导师天贞夫教授（右一）合影

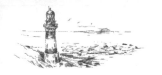

业生产，将对未来世界产生深远的影响。但这不是我们的终点，我们将坚持开放性思维，发扬创新精神，不断进取，相信未来我们会更有建树！

"异想天开"不只是艺术家们的特质，医生也需要，不是吗？

《礼记·中庸》："凡事豫则立，不豫则废。"意思是说做任何事情，事先有充分地谋虑规划就会成功，否则就要失败。自主创新是医院发展永恒不变的主题，创新的背后是学科带头人不断更新的知识系统和思考模式。学科带头人应该是实干家和梦想家的完美组合：对内，他应系统阐述自己的学科发展观，建设性地把各项资源投入将来会取得成果的行动之中；对外，则应及时把握学科发展的新动态，为医院赢得关注度和各种资源。

神奇的达芬奇机器人手术

郑伟

早在500多年前，达·芬奇就设计"发明"出了许多令人匪夷所思的"现代科技"。然而，达·芬奇的大多数"发明"都只是停留在"纸上谈兵"的图纸阶段，这些"机械发明"的设计草图后来大多被编进了达·芬奇的科学手稿《大西洋古抄本》中。后世科学家一直试图根据《大西洋古抄本》中的设计草图复制出一些达·芬奇的天才发明，一群意大利佛罗伦萨市"泰克诺艺术"公司的工程师们根据达·芬奇留下的草图苦

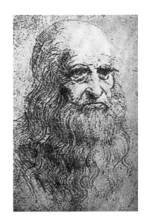

达·芬奇自画像

苦揣摩，耗时15年造出了被称作"机器武士"的机器人。在达·芬奇留下的设计草图中，该机器人被设计成一个骑士的模样，身穿德国—意大利式的中世纪盔甲。另外一种说法是因为美国军队为了在战场上给受伤的士兵做外科手术，在医护人员相对缺乏的情况下，发明了机器人系统。

2010年5月，我作为一名访问学者来到位于美国西海岸美丽的海滨城市洛杉矶的加州大学洛杉矶分校（UCLA）。这所深沉、热情而又低调的学府让我有机会结识了UCLA里根医学中心妇产科的Oliver医生，

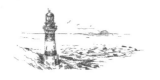

并且领略了达芬奇神奇机器人手术的风采。

Oliver是一位年轻帅气的德国人，在美国读完博士学位后就留在UCLA当医生。他主要从事妇科肿瘤的临床和基础研究，特别擅长微创手术。当Oliver得知我曾留学德国二年，并师从世界著名的内镜手术专家Kurt Semm教授时，他非常高兴。因为Semm教授是世界腹腔镜手术之父，第一个用腹腔镜做阑尾切除和子宫切除的医生，也是很多项腹腔镜器械的发明者。我和Oliver经常用德语交流，在交谈中我了解到Oliver很喜欢利用达芬奇机器人做手术，每次谈到达芬奇机器人，他都显得特别愿意多说几句，并流露出有一天能来中国演示和交流达芬奇机器人手术的意愿。

在UCLA时，我经常观摩Oliver运用达芬奇机器人做的宫颈癌子宫切除和盆腔淋巴结清扫手术。达芬奇外科手术系统是一种高级机器人平台（简称达芬奇机器人），其设计的理念是通过微创的方法，实施

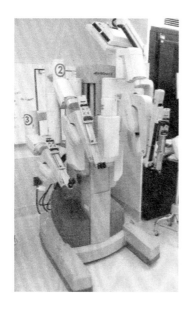

机器人手臂

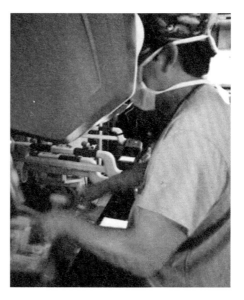

控制平台

复杂的外科手术。UCLA自引进达芬奇机器人以来，已实施多种外科及妇科手术，手术效果均很好，患者术后恢复也快。达芬奇机器人就是带有机械臂的高级腔镜系统，由三部分组成：外科医生控制台、机械臂、摄像系统。该技术是医疗专业未来的一部分，将为手术过程带来全新的方法。机器人能做非常复杂的切除手术，其中一些甚至连医生都会感到复杂和困难。更让我惊讶的是，子宫广泛切除加盆腔淋巴结清扫这一妇科最大的手术之一，以往患者手术后往往需要住院7～10天，但在UCLA采用了达芬奇机器人做同样大的手术，患者术后仅需住一夜，第二天便能回家。患者恢复如此之快，真是令人难以置信，而UCLA确实做到了。由于达芬奇机器人手术是采用高清三维技术和机器人灵活的手臂，与我们目前使用的二维腹腔镜手术和手术器械相比，手术视野更清楚，操作更灵活。我还发现达芬奇机器人手术可以改变传统腹腔镜手术的弊端，比如，从人体力学角度来讲，人很难长时间保持一个姿势举着腹腔镜镜头不动；而且，据一项调查发现，腹腔镜手术医生手术时身体姿势长时间处于反生理状态，很容易出现腰背部和肩部的酸痛；医生长时间近距离接触二氧化碳，会出现头疼头晕等缺氧症状。更为重要的是机器人手术更安全。它可以通过程序设定，避开人体重要部位，避免意外损伤。机器人手臂非常灵活，可以像人的手腕一样方便自如地运动，同时能突破人的局限，接近人体特殊的组织部位，而且速度极快。生物工程学家使得机器人智能化程度越来越高，加上内镜医生的技术水平的提高，以及随着机器人成本的降低，机器人手术也会得到

回音壁

对高新技术的追求也一直是浙二医院所持守的目标。2012年4月，我院成功开展了省内第一例"去肾交感神经射频消融术"，不用剖腹，也没有大出血，用手术的方式为萧山人老张治愈了多年的顽固性高血压。

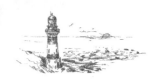

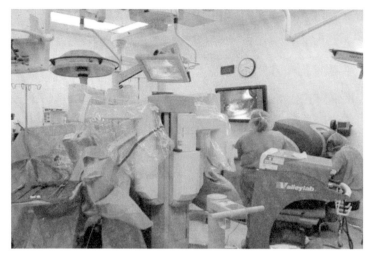

患者平台

越来越普及和广泛的应用。

Oliver告诉我："会玩游戏机的医生做达芬奇机器人手术一定能更好地掌握这项技术"。为此，我也迷上了P3游戏机，以此来训练自己眼睛和手的灵活性。

达芬奇机器人系统是一套价格非常昂贵的医疗设备，目前，在美国市场购买整套设备，需要200万美元（约合1300万人民币）。因此，达芬奇机器人系统的管理、使用和维护需要培养一支训练有素、技术高超和责任心强的医护人员团队（操作医生、一名器械助手、一名洗手护士、一名巡回护士和一名麻醉师）。同时，设备的管理需要依托医院的腔镜中心，专人管理和维护。

回国后我在医院展示了达芬奇机器手术录像并介绍了该技术的应用前景，希望我们医院能早日拥有达芬奇机器手术系统，因为它将是标志着我们医院微创外科手术发展的重要里程碑。我盼望着有一天，也能用达芬奇机器人为国内的患者手术，让我们的患者也能享受高科技带来的好处。我们医院已经有了世界一流的一体化腹腔镜视频手术室，不久的将来，达芬奇机器人将成为我们手术室的又一新景观。

列奥纳多·达·芬奇不仅是一位伟大的艺术家，也痴迷于机械和其他自然科学，他的很多超越时代的观念改变了世界。如今他珍贵的手稿静静躺在意大利米兰的安波罗修图书馆中，他宝贵的思想和创新精神在五百年后仍然激励着我们这些后学之辈：生命不息，探索不止。

　　先进的医疗设备不仅代表当今科学的发展，也是造福民众的科技方法。引进设备应始终坚持学科发展为重点，以满足患者需求和减轻患者痛苦为出发点。没有先进的仪器设备，就无法实现我们的目标；没有娴熟的操作技巧，实现目标也是天方夜谭。因此，近几年来，我们从实际出发，引进先进设备，派出人员学习操作技巧。这是我们在迈向国际化道路上踏出的重要一步。

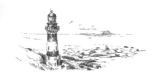

国外病理检验科的启示

陈丽荣　谭运年　许晶红

一　UCLA病理学诊断的"中间岗位"

2011年3月至6月，我有幸受医院领导的委派去美国加州大学洛杉矶分校（UCLA）病理检验系学习专科病理的制度和运行。通过与UCLA同行的面对面交流，学习UCLA专科病理的成功经验，推动UCLA—浙医二院联合病理学术中心的发展。

在美国，病理科主要分为两大块：一是外科病理学，主要职责是对尸体、外科手术标本、活检标本和细胞学标本等做出组织学诊断，对疾病的性质和预后转归做出判断，为临床的进一步治疗提供重要的客观的科学依据；二是临床病理学，主要职责是对血液、体液、非组织的标本进行生化指标的分析，并协助临床医师分析生化指标变化在临床诊断和治疗中的临床意义。近年快速发展的细胞遗传学和分子遗传学检测技术也在美国的大医院中广泛开展，这些技术和项目也归属在临床病理学的范畴。从与多国病理界同行的交流中得知，目前，美国的外科病理学的发展是最先进的，无论是在人才培养制度和途径、新知识新技术的创造、诊断水平、质量管理和保障、学术氛围和需求，还是在外科病理学从业人数、人员分工和工作岗位的细分、以科室为单元的管理运作制度，都较好地满足了临床医学的快速发展。

在短短三个月的进修学习中，我一直以医师的视角，仔细观察UCLA的病理学诊断的工作流程和人员结构，学习UCLA病理学家的工作态度和方法，分析UCLA病理学报告的组成和流程，想从中了解美国病理学同行如何应对临床学科快速发展和新技术新知识日新月异的挑战，病理科自身能做什么以适应临床学科的快速发展。

UCLA外科病理诊断的运作与我们有许多不同之处，其中最让我激动和印象深刻的是，在技术人员与诊断医师之间存在一个病理诊断医师助手，负责完成在国内由诊断医师完成的一些初级观察记录工作。我把这个介于诊断医师和普通技术员之间的岗位称为"中间岗位"。例如，在组织病理学配备1～2位病理学家助理（Pathologist Assistant），协助诊断医师完成大体标本的取材和描述，指导病理住院医师的取材培训；在细胞病理学诊断中，配备若干位（视临床工作量而定）细胞学技师（Cytotechnologist），协助诊断医师完成临床病例的细胞学穿刺操作制片、细胞学涂片的初筛并对阴性病例做出报告；在重要的免疫组织化学技术中，往往配备一位具有判读免疫组织

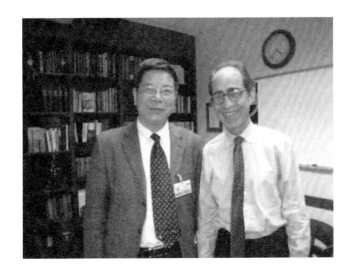

陈丽荣（左）与UCLA病理系主任Jonathan Braun教授合影

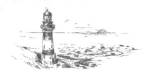

化学结果的资深技术员（Senior Technologist），负责整个免疫组织化学技术的质量控制和结果的初步判读，供诊断医师阅片时参考；在分子病理技术领域，也是同样配备1~2位具有相关知识背景的博士级专家负责对细胞遗传学（Cytogenetics）和分子遗传学（Molecular Genetics）的检测结果进行分析复核，此结果只有经诊断医师签名才具有病理报告的价值。设置这些岗位的益处是可大大减少诊断医师的工作负荷和弥补诊断医师对一些新技术新理论掌握的不足。

　　为了进一步求证自己对中间岗位作用的认识，了解美国同行对这一岗位的相关制度建设，我向UCLA病理系主任Jonathan Braun教授发出请教函。他热情地接待了我，对我的细心观察和思考表示赞赏，也同意这是一种介于诊断医师和技术人员的中间或过渡岗位。在美国，设立这种岗位的最原始的初衷是解决外科病理诊断医师的不足。造成这种不足的主要原因是在美国培养一位病理诊断医师的教育成本较高，其次，诊断医师培养所需的时间较长。而培养一位病理学助理和

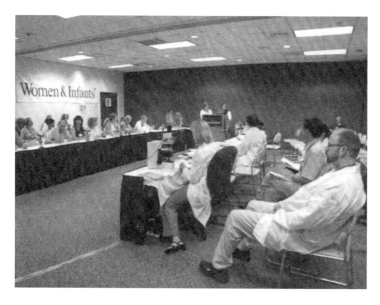

UCLA的学术讲座

细胞学技师仅在本科教育的基础上进行两年的专业技术和理论的培训（达到硕士学位）；而且，美国大医院或医疗中心的肿瘤治疗模式正在发生变革，向多学科参与治疗讨论的形式（Multiple-discipline tumors，MDT）转变，其中病理诊断和讨论是重要的组成部分。这就希望诊断医师有更多的时间参与到MDT和临床诊疗之中，减少在实验室工作的时间，用具有专向技术训练合格人员替代一部分病理诊断医师的实验室结果判读的工作。这中间岗位的设立和它的职责正好满足了临床医学发展对病理诊断医师的需求。

UCLA病理系主任Braun教授的精辟解释，使我豁然开朗。

病理科医师的工作职责从本质上讲就是临床学科的延伸，与临床学科的发展和提高密切相关。随着临床学科的快速发展，我国医院病理科处于不对称的状态，受到体制和市场的双重限制，人才队伍青黄不接，发展后劲不足。如何克服当今的矛盾？美国病理界的运行模式和理念值得我们借鉴。病理科的学科建设应该按现代医学的新模式，与临床学科进行交流磨合，把临床学科的亮点和重点作为病理科发展的优先课题，在合作的实践中培养出病理专家和团队。因此，病理科应该是开门办科，面向临床的重点学科，在病理诊断上更加专科化和规范化。在人尽其才上，创新机制，让不同层次的人才按照知识能力和专业训练水平在不同的工作岗位上发挥其专业化的特长，做到事半功倍，协作和谐。

"中间岗位"如同一座桥梁，在病理科和临床学科之间发挥着极大的作用。"他山之石，可以攻玉"，借助于美国病理界的运行模式和理念，我们可以站在巨人的肩膀上，看得更远，走得更好。

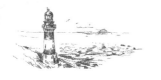

二 UCLA病理检验科的临床转化应用

不同于国内医院部门设置，UCLA合病理科检验科为一体，统称病理检验科，为全美最大的病理检验科之一，所有医院实验诊断项目全部纳入其中统一管理，共有1300多名员工，检测项目超过800多项。

回顾这段快乐而又紧张的培训经历，其中最令人难忘的是人体相关DNA实验诊断项目的临床快速转化应用。众所周知，医学基础研究的最终目的是为人类健康服务，作为有最强生物医学研究基础的美国，其基础医学快速转化应用在病理检验科体现得淋漓尽致。

与人类基因组DNA相关的诊断技术，主要包括分子诊断、染色体核型检查、比较基因组杂交CGH、DNA序列测定等与DNA序列相关技术。UCLA病理检验科正是遵循循证检验医学的原则，对怀疑DNA有缺陷的病人，能够采用上面单个技术或者全部技术对患者进行最好的服务，最大限度帮助临床医生明确病人所患疾病，这是对患者至上的服务理念最好的诠释，也和我院追求的核心价值目标相吻合。

从设备和技术上比较，我们与UCLA还存在巨大差距。UCLA在以上四个方面均有开展，而我们还刚刚起步，少量的分子诊断项目由各个

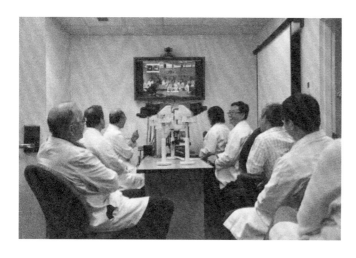

浙二医院与UCLA的
远程会诊

　　病理检验是医生实施治疗前的重要依据。因此，检验的精准度直接影响着治疗的效果。

　　近年来，浙二医院病理科精益求精，已开展临床分子病理学诊断技术，如原位杂交、基因重排和基因突变检测等技术，大大提高了病理检验的精准度，为医生实施治疗奠定了坚实的理论基础。

科室自行送往独立实验室。从循证检验医学的观点上来讲，病理学科应该要提供最好的证据帮助临床医生做出医疗决策。

　　"UCLA病理检验科所开展的这些诊断技术，我们为什么不能开展？临床上有这个需要吗？"这是我在参观学习的同时一直思考的问题。

　　在国内，比较基因组杂交、染色体核型中的Fish技术、DNA序列测定技术主要应用在科学研究中，而不是在临床诊断中。分析其中原因，经济实力的差距不容小觑，但体制观念上的差别则是最值得一提的。

　　美国临床检测项目分三种：FDA approved，FDA cleared，LDT(Laboratory Develop Test)，UCLA检验能够提供如此优秀品质服务、能够站在该领域前沿其中一个重要原因是LDT项目的开展。LDT项目经严格认可后，可以向病人收费，收费昂贵的项目可以通过政府或者其他途径补偿，病人付费会降低到一个合理的价位。有些测试目前虽然未必有明确的临床意义，但只要有法律条文规定这些项目依然可以开展，为的是可以积累数据，加快向临床普及推广的速度。而像CGH、Fish、

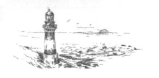

序列测定等项目都是通过MDT迅速发展起来的。从观念上来看，临床需求的不同导致实验室诊断的发展差别。传统上来说，在国内，只有遗传性疾病患者才做染色体核型检测，但在UCLA，许多肿瘤病人也会要求做染色体核型检测和序列测定。在此过程中，有别于我们传统分散不同部门的单个报告，UCLA采用几种实验证据综合给出报告，其中CGH结合细胞病理对病人基因缺失或获得出具临床诊断报告。

要像UCLA那样追求卓越，打造与世界最先进水平相接轨的病理检验科，我认为思想观念的转变是首要的。

"千里之行始于足下"，从最简单的分子诊断开始，我们正根据临床需求，在符合国家法律法规条件下，从一两个项目开始开展。同时为了提高实验室服务，更好地与国际交流，我科在谋划多年的基础上，从去年5月份起正式启动了医学实验室ISO15189的认可活动，计划2012年3月底迎接现场评审。在此基础上，我们计划启动美国临床病理实验室CAP认可，力求达到CAP认可的实验室服务水平，同时使我院医学实验室管理和技术水平提升到一个新的层次。

三　日本栃木癌症中心的病理专家的"慎重"精神

我非常有幸赴日本栃木癌症中心进行病理的研修，并与日本病理医生交流。栃木癌症中心坐落于栃木县（与2011年福岛第一核电站核泄漏事件的福岛县相邻）宇都宫市的近郊，是日本设立较早的癌症中心之一，主要接收本县及周围邻县的肿瘤患者，有着非常好的声誉。

赴日之前就耳闻日本在各方面都拥有先进的技术。在栃木癌症中心，由于病理学科机器化程度相对不高，许多还是手工技术活，所以在这方面的感触不是很深；但日本人的敬业精神却正如耳闻：他们例行的多学科病例讨论会，竟多不占用常规上班时间！但这还不是最让我震撼的事情，更让我感慨的是他们的病理专家们对整个工作流程每个环节的细致。

日本的胃癌病理研究非常有名，尤其在早期胃癌领域，WHO亦是采用他们的观点和分类；而大肠癌病理研究也有不同于西方的独特见解。我非常荣幸能有机会在日本跟随一名消化道病理专家五十岚先生学习消化道病理。年过半百的老先生有一个口头禅，就是"念のため"（为了慎重），事事以谨慎细致为先：从外科医生填写并绘图的病理送检单到病理医生出具的病理诊断书无不透出工作的细致。

第一天我的老师带我取材，步入取材室的一刻，我顿感惊讶：他们的取材室居然如此之大！他们的年标本量只有我们的1/10，而房间面积至少是我们的4倍！其次是取材室毫无异味。众所周知，病理标本由福尔马林固定，具有浓烈的刺鼻气味，在国内取材时工作人员即使戴着双层口罩还常常被熏得鼻涕眼泪一大把，嗓子干涩难名，非常难受。而在这里则完全不同，不用戴口罩，即使近距离的观察也无大碍——因为有良好的通风设备，取材前良好的标本处理，已经让取材成了一种乐趣而非负担。

老师对大体标本的诊断也让我惊讶：他手里拿着胃癌标本竟然就能诊断出具体的病理类型，拿着ESD（内镜下黏膜下剥除）标本就能诊断肿瘤浸润的深度，而且与显微镜下诊断的符合率颇高。秘密是什么？后来我发现老师为了观察肿瘤的外观和构造，不仅用肉眼细看，还借助放大镜，甚至立体显微镜，再加上显微镜下形态和大体照片相结合。这让我想起了病理诊断历史的两个画面：1632年Severino的肿瘤切开后观察书和1661年Malpighi的放大镜观察报告。原来即使病理学发展到了今天分子病理的水平，四百年前老祖宗的传统大体病理观察在日本还如此受重视。在翻阅栃木癌症中心存档病例的病理诊断报告时，我发现从建中心开始存档的报告中就附有肿瘤大体照片，有的还有切面的照片，或手工绘制标示肿瘤范围的图片。我想日本内镜如此发达，诊断治疗水平之

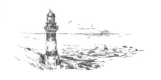

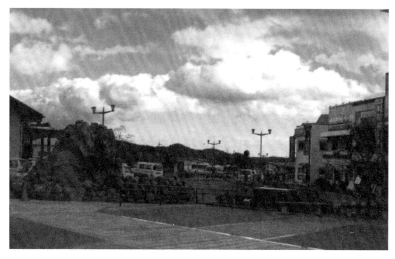

栃木街景

高，已形成了一套相对成熟的理论体系，与此也不无联系吧。

至今，还有两例病例让我记忆犹新。一例是溃疡性结肠炎癌变的全结肠标本，大体上有两个明显的溃疡性病变，并且活检证实已为腺癌。病灶明显，术前诊断明确。可竟然还是进行了标本的全取材，也因此又发现了大体上不明显的两灶显微镜下癌。另一例是我亲历的病例，AttenuatedFAP（衰减型家族性腺瘤性息肉病）患者的全胃切除标本，胃壁布满了不计其数的息肉，并发现癌变。我们花了近2个小时对标本进行了全部取材，竟然达190个蜡块，之后花了2个多星期对所有的切片进行HE染色观察诊断，部分还用免疫组化评价，并根据不同类型的息肉用不同的颜色在大体图片上进行标注的准则进行标注，工作量之大让我体会颇深。但当我最终看到详尽的病理诊断书时，工作的劳累和烦闷都瞬间消散：它宛若一件精致的艺术品，揭示了疾病的本质，体现了病理的内涵。

医疗工作是直接关系到人的生命权和发展权的工作，只有具备医学良心和医学感情的医生才会在冗繁的工作中，给予每一个细节以最大程度的关注。画匠和画家的区别，也许类似于平庸的病理工作者和病理专家的区别。时隔许久，我耳边还常常响起五十岚先生那浑厚的嗓音："念のため……"。

　　远程病理会诊，不仅是为了解决疑难诊断的问题，更是要通过这样的沟通来灌输国外先进的思想，提升整体诊断水平。在国外，病理诊断是决定脏器摘除的第一步。但是这样一种理念在中国大多数医院尚未深入人心。在病理会诊中，我们不断地与美国病理专家沟通，看到他们对病理准确性的持续追求，从而反思自身的行动，从而带来思想的变革。这个变革会逐渐辐射到整个外科系统，甚至包括某些内科系统。

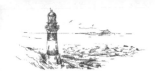

国外"日间手术"的启示

陈祥明　吴浩波

这里是UCLA的里根医学中心

Lisa女士在预约的时间准时来到日间手术中心，即将接受左前臂肿块的切除术。她现在正斜躺在术前等待区的转运床上，盖着温暖洁白的毛巾，带着轻松的微笑和她的先生交谈着。麻醉科主治大夫夏医生带领我和王红梅医生来到Lisa床边，夏医生向Lisa和她先生介绍了我和王医生，然后向Lisa谈了麻醉风险及术后的注意事项，并详细而周到地回答了Lisa提出的一些问题。

"OK!"Lisa的疑问都得到了解答，她马上签字表示同意接受麻醉和认可实施麻醉的方法。在和她先生拥抱亲吻告别后，Lisa由医生和护士护送着进入手术室。在手术室里，外科医生、麻醉科医生和巡回护士再一次核对了Lisa的身份和手术相关的信息，确认无误后，夏医生开始给Lisa麻醉药，插入喉罩，连接麻醉机。外科医生和护士紧密合作，消毒、铺巾和手术肿块切除一气呵成。短短二十几分钟，手术结束了，Lisa也拔除了喉罩，甜甜地睡了。

在日间手术中心的恢复室里，Lisa苏醒后第一眼看到的是她的先生，除了感觉人软软的，没有精神，其他一切都很正常。等到我们忙完另外一台手术去看Lisa时，她在护士的照料下喝着果汁，精神恢复

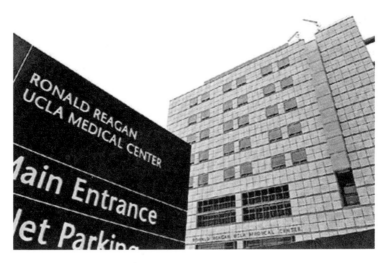

洛杉矶的里根医学中心

得很好，准备出院了。

以上是我和王红梅医生在天使之城UCLA的里根医学中心为期一个月的学习中所看到的一幕。

来到UCLA以前，我阅读了很多介绍美国日间手术的医学资料，然后就一直很好奇美国的日间手术是怎么开展的，如何在保持高效运作的同时又保证患者的安全。在美国一些医院的日间手术的比例达到60％以上，很多人像Lisa一样，接受手术的当天就回到家里，在家人、家庭医生或者社区医生的照料下度过术后恢复期，这样既可以节省医疗费用，节约医院资源，又可以降低感染等并发症的发生率。我在十多年忙忙碌碌的行医经验中，一直认为病人住院开刀很正常，天经地义；虽然对于日间手术很向往，但是，没有经历过，就没有发言权，所以来UCLA的一个重要任务就是学习日间手术的流程和管理经验，并根据我院实际，借鉴其模式，开创我院自己的日间手术。

在天使之城，我像海绵一样吸收着UCLA的高端技术、理念和相关知识。我暗下决心，一定要在浙医二院也这么做。我国和美国的国情

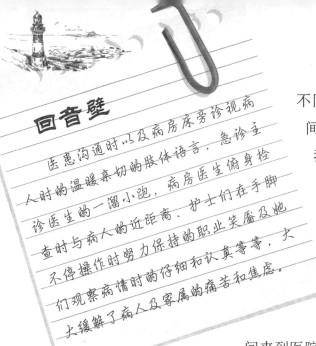

医患沟通时以及病房床旁诊视病人时的温暖亲切的肢体语言，急诊主诊医生的一溜小跑，病房医生俯身检查时与病人的近距离，护士们在手脚不停操作时努力保持的职业笑靥及她们观察病情时的仔细和认真等等，大大缓解了病人及家属的痛苦和焦虑。

不同，但是，我们也可以开展日间手术，借鉴其先进经验，走我们特色的道路。

回国后，我们在医院的支持推动下，将日间手术从设想变成了现实，在有限的空间内打造出了功能齐全的日间手术中心。病人预约后在手术日的约定时间来到医院，和Lisa一样在日间手术中心接受手术，我们的医生和护士团队将全身心地投入，竭尽全力服务好每一位病人。

在天使之城的学习之旅让我终生难忘，打开自己国门的窗户看世界，才会发现在大洋彼岸别有一番天地。我们孜孜以求，也警醒不倦，因为千里之行毕竟始于足下。

我们又到了纽约大学朗格医学中心

2011年8月末，飓风艾琳撤退纽约后，从布鲁克林大桥边上眺望纽约的天际线，逶迤而妖娆。红霞在灰蓝色的天际中散发出神秘的光辉，云隙间的亮色仿佛打开了圣洁的天窗，带给人几分崇高而遥远的遐想。漫步在纽约的街头，秩序和整洁已渐渐恢复起来，我的心情颇有几分忐忑。作为一名访客，纽约向我展示了国际化大都市的美丽；作为一名学者，我此行目的地为纽约大学朗格医学中心附属关节病医院，学习和调研的责任在我心中沉甸甸的，伴随之的，还有几分朝圣和探奇的新鲜感。

纽约大学朗格医学中心世界闻名，其附属关节病医院年骨科手术量达17000余例，但是我从关节病医院的介绍中发现该院仅仅只是一幢很不起眼的小楼，和我所在的浙医二院相比，其大小仅相当于我们的国际保健中心的规模。那么这样规模的一个专科医院如何有能力给如此多的患者提供高品质的医疗服务呢？其骨科实力排名又如何能高居全美前十名呢？找出其中的奥秘，我才算不虚此行。

在这里的学习生活忙碌而充实，我仿佛饥饿的人一头扎进了面包堆里一样，寻求着我渴慕已久的技术和理念。我的头脑从来没有停止思索这问题的答案，因为我是多么迫切地想将这些带回到我的祖国、浙医二院和我们的科室。

几个月后，我发现其中一部分的答案来自于其"日间手术"的模式。在每年17000多例骨科手术中，12000余例采用的是日间手术的模式，患者不需要在完成手术后于医院过夜。患者范围涵盖几乎所有的运动医学及关节镜，手足外科，肩肘外科以及少部分的创伤外科，脊柱外科以及成人重建外科等。目前，在国内，高水平医疗资源紧张短期内难以缓解，建立起高素质的医疗团队，在保障安全的前提下，

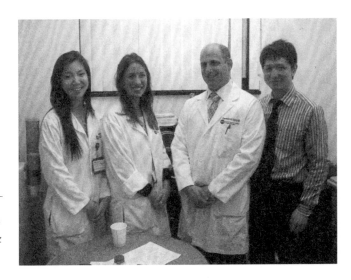

吴浩波（右一）与纽约大学朗格医学中心的同事

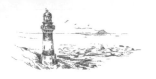

开展日间手术将获得一举多得的效果。一方面促使医生护士不断增强自我医疗服务能力和手术能力，往更微创、更精确、更高效的方向发展；另一方面，节约出有限的住院床位提供给病情更重，或需要更大手术的患者；最后，接受日间手术的患者本身还能节约医疗费用，减轻整个社会的医疗支出。在学习的过程中，我始终在关注：日间手术的效果如何？患者的反应如何？日间手术背后的医疗团队是如何分工合作的呢？

我记得一位叫Andrew的患者，因为肩关节习惯性脱位而需要进行修复，运动医学科主任Dr.Jazrawi在关节镜下发现脱位情况比预期的要复杂，因此转为一个切开的Latajet手术，这是一个相当复杂的手术，需要对喙突截骨，转位并且固定。手术切口长约15cm，还需要打

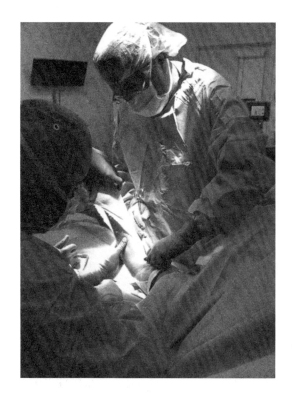

罗斯医师在手术

透过细节看文化

开肌肉层和关节囊层。

在复苏室里，我问术后的Andrew："你觉得疼吗？"

小伙朝我摇摇头，接着还冲我灿烂地微笑着说："我感觉棒极了！"

随后，我转过头问陪他一起来的姐姐，"他可是经历了一个中等大的手术，你们回家会有很多忧虑吗？"

他姐姐扬一扬手中的出院康复计划、训练指导以及紧急事件处理程序单，说："没有，因为医院已经帮我考虑到了一切。"

原来，每一例日间手术的成功，带给患者和家属的都是轻松和便捷；然而这背后，有一支高素质医疗团队在确保手术的安全，解决患者术后回家的疼痛控制、焦虑解除以及并发症预防等问题。

首先，医生作为该团队的核心，需要对其开展的日间手术在技术上有相当的把握性，这种把握性主要体现在对手术时间的控制，对质量的控制以及对并发症的控制上，从手术实施开始就能基本保证患者在当天术后出院后的安全。其次，高水平的麻醉师通过各种麻醉技术来确保手术区，特别是一些切开手术的术后镇痛效果可以持续到24或48小时。例如，肩部手术区是术后疼痛好发的区域，除了术中的全身麻醉，再联合肩部的区域阻滞技术，患者在术后48小时内，手术区都不会产生超过VAS评分4分以上的疼痛感；而经过48小时后，手术本身产生的疼痛也渐渐消失。这样，患者在整个手术恢复过程中均不会感到难以忍受的疼痛，即使身处家中，也不至于产生过度焦虑的情绪。再次，训练有素的护士会在术前对患者进行必要的宣教，术后直至出院进行指导，并且在术后24小时内，对患者进行电话随访，指导康复，解答疑虑以及及时发现可能存在的并发症情况。最后，再好的团队也需要制度的保障，在日间手术中，患者会有一套紧急情况处置流程教材，上面留有医生的联系方法，办公室的联系电话以及当天急诊

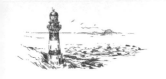

值班的电话，一旦出现紧急医疗状况，患者随时可以获得针对性的医疗服务。

我常在思索，自己所从事的医学对我而言魅力何在？我想当然不仅仅是谋生的饭碗而已；更是那一份能接触患者痛苦的为医崇高感和幸福感在深深吸引着我。当我看到在纽约大学朗格医学中心"日间手术"所带给患者们的轻松和便捷时，内心有一种巨大的能量促使我要归国后投入该项目的实际运作。"一骑红尘妃子笑，无人知是荔枝来"，唐明皇的时候，为了博得一个妃子的微笑，不知要累死多少匹马，只是因为皇帝把这个人的利益视为至上。今天，我们医院的核心价值观是"患者与服务对象至上"。所以，我想，手术，如果能博得患者术后灿烂的一笑，那么无论为其投入多少人力物力，为其组织多么高素质的团队都是值得的。

日间手术不但可以节省医疗资源，还可以减少患者支出。虽然目前我们日间手术的量和种类较少，比起UCLA有很大的差距，但是有了坚实的第一步，一定会发展起来。依托百年浙医二院良好的传统、优秀的团队和强有力的领导，日间手术会有跨越式的发展，成为浙医二院的又一特色。

严谨与活泼，一个带教医生的魅力

张宏

去日本之前，我对日本的印象都来源于网络和电视，对日本文化的了解仅限于皮毛。日本这个民族是一个让人觉得奇怪的民族：他们很喜欢樱花那种脆弱的美，但同时又对相扑这种充满野蛮美的运动崇尚之至，这种矛盾的文化现象让人很难捉摸；而正是这种难以捉摸勾起了我研究日本人性格特征的兴趣。

初到日本，怀着忐忑不安而又充满期待的心情走在日本国立放射医学院的校园里，离家的失落不时涌上心头：这一次来到日本将是一个长达9年的征程，而这期间的一切都要依靠自己，再没有了父母坚实的胸膛做后盾，再没有了长辈们的谆谆教导和指引……日本的生活，我自己一个人能搞定吗？

一个慈祥的"父亲"

走进日本国立放射医学院综合研究所，满眼所见尽是整洁，空气中也没有福尔马林的味道，而是充满一种淡淡的清香，第一次来的紧张情绪瞬间得到缓解。

忽然从我的背后，一只手搭在了我的肩膀上，我一惊，肩膀晃了一下。"你好！你是从中国来的张宏吧？我是研究所的主任，你在这

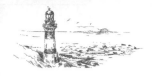

里的导师。"

我慢慢地转过身来，看到了一个50多岁、身材中等、微胖、着笔挺西装的男人，他慈祥地看着我，眼神略带一丝好笑，从看到他的第一眼起，我就感觉他根本不像是一个科室的主任，眼神里充满着慈爱，丝毫没有主任的架子。由于心中的惊奇，我竟一时忘了回答教授的话。"你跟我来吧"，他对我说，我回过神来，"嗯"了一声，便跟着教授一路走向他的办公室。在我们行走的过程中，我发现教授每遇到一个员工都会问好，并且鞠躬，很谦卑，让人佩服。

到了他的办公室后，他没有像一个导师考验他的学生那样问我各种学术方面的问题，而是和我拉起了家常，"来到日本还习惯吧？""住的怎么样？""语言方面没有问题吧？"……当得知这一切我都能应付自如后，他放心地舒了一口气，然后叮嘱我："如果有什么我能帮上忙的，请让我知道。"

这席话让我感动万分，对于一个身在异国他乡求学的孩子来说，还有什么比这关心更让人感动的呢？

后来，随着我在研究所学习时间的加长，我发现教授不仅仅是对我一个人关心：在这个研究所里，教授每天来的时候都会跟每一个员工问好，然后鞠躬；有时候还会问一下员工们的研究进度，鼓励一下某一位不在状态的员工——行动上充满着谦卑，话语里充满着慈爱，就像一个慈祥的父亲关心着他的孩子们……

一个严谨的教授

但是"慈祥"并不是他唯一的标签，作为一个带教学生的教授，一个科主任，他不管是对自己还是学生抑或是研究人员，他的要求都很高。

比如学生和研究员们要做定期的研究报告，而报告的内容则要求

"事无巨细"：研究的课题、研究过程、遇到的问题、采取的措施、得到的反馈、初步结论等都要详细汇报；并且他会要求整个科室的人都要有自己的一个详细的研究计划：每年的、每月的、每周的、每天的，都要计划在内……除了这些例行的严格要求之外，他对我的论文的修改更让我震撼。

记得当时我的博士毕业论文一共被他修改了五六次，每次修改都让人备受打击：厚厚的打印稿上，密密麻麻地布满着教授的笔记，他一字一句地进行修改，甚至连标点符号都帮我做了调整……然后交给我的时候，再一点一点地给我讲解，哪些地方还可以，哪些地方存在遗漏，哪些地方有待改进等他都详记于心，而我自己尚不能弄得很清楚，真是羞愧！

在这日积月累的相处中，教授的另一个标签——严谨深深地印在了我的脑海中。

一个独具慧眼的领导者

尽管教授对我们的要求很高，但是他并不会时时刻刻待在你身边一个劲儿地督促你，他会为整个科室设定一个大目标，然后由各个部门、个人根据自己的专项所长制订自己的目标和计划，然后完全放手让员工们做好自己的本职工作，以此锻炼我们的自主能力；遇到自己不能解决的问题时，教授还会协调科室内的其他成员帮忙解决。

另一方面，教授很重视交流所带来的凝聚力。因此，我们每周都会有一次集体午餐，由科室提供，各个部门的人聚集在一起，一边吃饭一边聊天。聊天的话题涉及生活的方方面面：工作、学习、婚姻、生活、旅游、爱好……

随着聊天的不断深入，大家对彼此的了解也逐渐加深，关系也更进一步，共事起来便会更加默契。

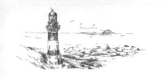

除了科室内部的交流，教授还很注重科室人员与国内外各大医院之间的交流。据我所知，90%以上具有教授职称的研究员都有过留美的经历，更不用说在日本国内的交流了。而且这种交流并不仅仅局限于他们留学欧美的时期，即使是现在，他们也总是积极参与国际间有关医学技术的交流座谈会，并在会上积极发言，虚心求教……

"自由信任式"的管理模式和注重国内外交流的传统让成员们不仅仅忠心于科室，而且是带着巨大的创新力为科室服务，这使得我所在科室闻名世界。提到这一点，我就不由自主地想：教授真是一位独具慧眼的领导者！

师承教授，我们走向卓越

在日本的经历，让我惊异于教授的个人魅力和管理才能，回国的时候便在心里默念：一定要做一个像教授那样的领导者。浙医二院便给了我很好的平台。

带着全新的理念和独特的视角，我在院领导的支持下建立了集早期诊断、评价、检测、预防于一体的科室——PET中心，并深得领导厚爱，成为PET中心的主任。由于科室性质的特殊性，PET中心的人员组成极其庞杂，我们有化学专业、物理专业、计算机专业等各个支撑学科的顶尖人才，甚至连中医学专业的人员也都被我们吸收进来。管理这样一个团队实属不易，但从我导师那里学来的经验还是让我们科室团结奋进，融洽互处，并取得了一系列成果。

我们参与编写的教材被全国211和985大学使用；我们学科获得了很多创新性专利；我本人也被国内多家研究机构聘请为交流学者……

相信运用全新的理念结合国内实际，我们PET中心将延续这种良好的发展势头，发挥每一个成员的优势，扭成一股绳，一同向前，走向卓越！

这些成就的取得离不开我在日本的留学经历，离不开导师对我的影响。他的严谨、他的不拘一格、他的独具慧眼都让我佩服之至，受益匪浅。愿我们国内的医院、医学院能够培养出更多像我导师那样的医生、那样的教授、那样的领导者来，愿浙医二院的未来更加美好，医者们的境界都得到提高，我们祖国的医疗发展更加顺利而迅速！

医学教育家韦尔奇在1886年就感叹道："一个脑子里能装下医学界所有确定的事的年代一去不返了。"所以，医学需要团队。好的团队领袖需要教给学生如何获取所需信息，并且评估这些信息的方法。医、教、研的结合让最好的科学研究人员成为了首选的老师，这样的老师能引导学生接触到真实的求知过程，引导学生接触到科学精神，而不只是接触仅凭记忆就可以传授的僵死结果。

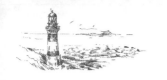

工作与生活的平衡之道

张茂

　　一口就可以喝完的咖啡他们可以喝两三个小时；花一整天的时间围着几盆花转来转去，美其名曰"整理花园"；放假不带自己的小孩出去度假，会让他们感到很没面子……初到法国时，对于法国人的这种"自由散漫"的确有点"愤恨"，并"立志"对此"糟粕"将坚决"抵制"。

　　好不容易来到我梦寐已久的巴黎第六大学，众所周知，这里麻醉科下的重症医学享誉全球，作为一个急诊科的年轻医生，能够来到这里进修便是踏上了重症医学成功之路的第一步。我深知自己此行的目的，也暗下决心：一定要把有限的时间投入到无限的学习和研究中。

医生也"散漫"？

　　巴黎第六大学的重症医学研究中心坐落在美丽的塞纳河畔，这让严谨的学术空间中，渗入了几分小资情调。对于这点我倒是不抵制的，在工作的间隙，望一眼窗外，有助于提高我的研究效率。

　　我当时主要的研究就是在重症研究中心做动物实验；到图像分析和数据记录阶段时，我每天不停地看图片并记录，在我眼皮底下晃过的照片不下千张，虽然加班加点，但我依然乐此不疲，全然没有枯燥的感觉。本以为像我这样一个好学生，会赢得导师、同事诸如"年轻人，很努力，好好干，前途无量呀"等赞扬，相反，却常常听到他们说："下班后，多出去走走，巴黎很漂亮的"、"要注意休息、放松"等在我听起来感觉有点奇怪的"关怀"，看来文化的确是一种强大的力量，"自由散漫"似乎连医生也无法幸免。

更甚者，就是到家也要被"教育"。我的房东就是一个浪漫的法国老太太，她也是一位在职医生，60岁上下，子女们都不在身边，也没有老伴儿。进修期间，下班后我总会在中心多留一会儿，回来的时候还要在房里看看书，查查资料，她一见到我就说："法国很美，巴黎很美，不要老待在电脑旁……"。

她本身是一个萨克斯爱好者，在我进修的一年里，她的萨克斯吹奏技术似乎从未进步过，但却练得不亦乐乎，还时不时地跟着她所在的小乐队举行小型的演出，日子过得让人感觉很滋润。

另外，在工作中我发现这些医生将工作和生活分得很开，相互之间一点都不混淆。除了比较繁忙的教授，一般的医生从来不会把工作带回家做，每天都是在研究中心做完一天的工作后才回去，他们很注意为自己留足私人时间。

在我刚去的一段时间内，这些的确有点让我费解，直到有一天，一件小事让我对这些"自由散漫"的法国人有了新的认识：在我发现一些流程和方法可以改进研究过程使之更简洁、更有效后，我认为没有必要每天重复观察图像和数据。于是，我问一个同事："整天重复做这些这么简单的事情，你不厌烦吗？其实是有一些捷径可以走的。"结果，他转过头来，诧异地看着我说："要保证数据的精确，样本量大是一件很正常的事情，为什么会厌烦呢？并且之前的流程都是经过大量的实践得出来的，还是按照原来的流程操作好。"听完他的回答之后，我有点惊叹于法国人的固执与"墨守成规"了。

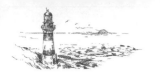

医生的"能量"

在法国，医生这个职业非常受人尊重，比如在停车极为紧张的巴黎，医生停车从来都是免费的。而医学教授的地位就更了不起了，记得入海关时当地警察发现我的护照有问题，我心里非常焦急，无奈之下唯有和导师联系，结果导师和警察联系，说明情况后，问题便迎刃而解。

正因为医生在人民心中的地位极高，出于对自身职业荣誉感的维护，医生们在做研究时都很积极，并且勇于创新。就我所在的重症医学研究中心的医生们工作都很严谨细致，而且踏实，注重积累，急功近利从来都不是他们的作风。比如说教授们，虽然他们平时因为各种研究都很忙，还要带学生，但做起事情来总是显得不紧不慢，似乎时间很多似的。

在教学方面，巴黎第六大学的重症研究中心很重视对学生的培养，这与当地的职称评价标准不无关系。相比于国内以论文为主要依据来评价一个教授成就的制度，法国的评价标准则更多元化、科学化。他们以科研和教学并重，两条腿走路。这样，一方面，教授们没有了科研的压力，便可以腾出更多的时间来教育学生；另一方面，他们认为对学生的教育也是对自己的传承，教好学生，更能证明自己的水平。因此，他们对待学生总是毫无保留，这便吸引了世界上众多优秀人才前来进修，同时也为自身未来的发展培养了接班人。

如今细想起来，真的很欣赏重症研究中心的医生们，当面对责任的时候，他们严谨以对，面对生活的时候，他们能够马上转换角色，浪漫处之。在结束进修前不久，我的爱人前来巴黎看我，受浪漫的法国人的影响，我竟然带着我的爱人将西欧游览了一遍，实实在在地浪漫了一回。如今我也越来越感觉到，对医者来说，一种"平衡"的生活会滋养一位医生，让我们走得更远，工作更有效，生活更幸福。

希波克拉底认为医生不应是应用生物学的工匠，而是和整个社会文化互动的艺术家。所以，一个医生应该"严肃、自然、反应敏锐、应对自如、顽强不屈、言语优美、性情宽厚、尊重事实、从善如流。"巴黎医生的幸福生活，让我们看到医者的理性与才情并不矛盾，工作与休闲并不冲突。这与我院创始人梅藤更先生所提倡的"绅士文化"颇有相似之处。

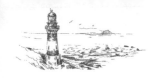

海纳百川，有容乃大

袁瑛

原协和医院妇产科主任郎景和曾用一段很生动的文字来解释何谓临床决策："我们在疾病的诊断与治疗中，离不开正确的决断和决策，这要靠从病史、体征及各种检查中汇集来的信息。这些材料自然非常重要，但综合、分析、比较、推论更为重要，诚如同样的鱼肉、菜蔬和油盐酱醋姜糖，烹调出来的菜肴千变万化、差异天壤，乃厨师手艺之使然。"

众所周知，肿瘤是一种全身性疾病，肿瘤的诊断与治疗涉及放射科、病理科、肿瘤外科、化疗科、放疗科等不同的专业科室，所以特别需要也特别应该有一支由多学科专家组成的团队来共同协作进行临床决策。

MDT(Multi-disciplinary Team)是建立在循证医学基础上的一种肿瘤治疗新模式，即医院内众多科室的医生联合起来，通过定期、定时、定址的会议形式，将各科室掌握的最新知识汇集起来，结合患者的疾病分期、家庭经济状况以及患者的身体状况和心理承受能力，权衡利弊，确定一个治疗的最佳方案，使患者获得最大收益。

国外早就开始积极推广这种治疗模式，在英国甚至有相关法律规定某些恶性肿瘤的治疗必须要有MDT的建议。许多肿瘤的治疗指南里也

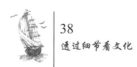

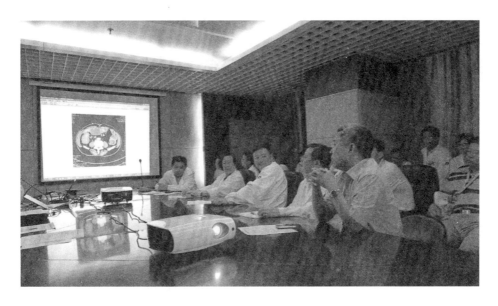

MDT病例讨论会的场景

明确推荐MDT团队协作治疗。相对于传统的医疗模式，MDT的优势在于不同学科的医生可以在同一时间看到患者的全部资料，通过与来自不同学科背景的专家进行交流和讨论，保障最佳治疗方案的实施，从而获得肿瘤治疗的最佳性价比。美国国家综合癌症网络（由21个居世界领导地位的美国知名癌症中心所组成的非营利联盟组织）每年根据SCI最新报道成果编写更新的肿瘤诊治指南中，MDT已经成为大多数肿瘤治疗模式的首选。

在我参观学习过的Dana-faber肿瘤中心、麻省总医院等美国医疗机构，每个初治的肿瘤患者常规要过MDT。他们的MDT内容是严谨的，环境是温馨的，气氛是和谐的。会议室的一角通常备有咖啡和茶点，如果是就餐时间，有披萨、三明治、牛奶等，与会者可以边吃喝边讨论。每个专科医生根据临床指南或临床研究数据给患者做出治疗计划，最后由协调人总结定下最终的治疗方案。每位医生可自由发表观点，不存在职位高低对决策的影响，甚至旁听的学生都可以发言参与

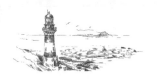

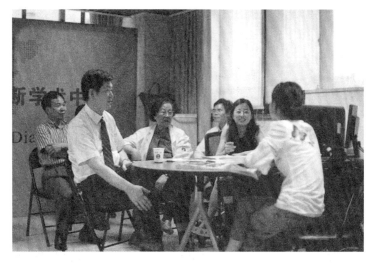

浙二医院肿瘤中心的MDT讨论会

讨论。虽然有时会因为观点分歧而争得面红耳赤，但这种针锋相对在讨论结束后就立即消失，并不会影响今后的合作与讨论。

我们医院肿瘤中心从2007年开始探索这种MDT模式，现在已经日趋成熟，每周一次在病房对住院患者进行MDT讨论，对门诊患者开设MDT门诊。最近正在酝酿开展服务于外地病人的远程MDT会诊。2011年7月，我院成立了大肠癌综合诊治中心。以直肠癌为例，目前进展期直肠癌的治疗策略是术前的新辅助治疗，这就需要医学影像学的专家对病人进行合理的术前评估临床分期(TNM)，同时国际上对中低位直肠癌主张术前新辅助放化疗，要求放疗科的专家和肿瘤内科的专家积极参与共同制订术前的治疗方案。因此，对一个需要外科治疗的直肠癌患者，首先应该接受临床多学科的MDT会议讨论制订合理的术前放化疗方案。在我们中心固定的MDT会议参加的人员包括肿瘤内科专家、放疗专家、医学影像学专家、病理学专家和外科医生。每个患者都要接受MDT的专家评估，为他们量身定做适合他们病情并符合现代结直肠癌治疗观念的综合治疗方案。像结肠癌肝转移患者，外科手术有时也需要肝胆外科专家和结直肠外科医生一起，共同切除原发和转移病灶。MDT使患者得到最科学、最合理、最规范的治疗，故此得到了许多患者的好评。

"海纳百川，有容乃大。" MDT模式不仅能够改善患者的临床预后，还带给医者一个广泛学习的平台：MDT模式有助于加强医生之间的交流与合作，有助于分享相关领域的专业知识从而提高业务水平。对于医院来说，成立相应的MDT模式治疗对目前一些难治性肿瘤进行探索，可以实现医疗骨干的强化培养，提升其专业素养，还能提升医院在相关领域的学术水平。

　　思想的碰撞能够产生伟大的真理。诚然，MDT模式的背后是百家争鸣、不断进取的学术精神。医院管理者必须培养自己系统思考的能力，从以事件为主导的心智模式发展到新的心智模式——看清楚长期变化规律，及其产生和发展背后的机构性原因。从而能够重视整体平衡发展的更上层目标，重视向外沟通，营造"参与式开放"的学术环境。这样的环境能够让理论知识、临床实践和分析思考这三种能力有机结合起来，从而培养出有思想、有潜能的专家。

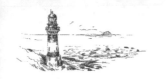

走进澳洲

昂健　何虹

2010年的3月初，一夜之间，我飞过重洋，越过紫金的云彩和蓝白的云涛，来到了澳大利亚的悉尼。从脱下羽绒衣告别家人，到走出机舱扑面而来的暖流，我进入了一个阳光明媚、百花盛开的天然世界，投入了这样一个日日蓝天白云的南半球国度的怀抱。

悉尼大学的医学院除了医学研究之外，更注重临床和实践，其教学员工大多数都具有第一线的临床经验，这一点使得悉尼大学的医学院显得与众不同。生物科学学院是澳大利亚在微生物学、生物化学、分子生物学和遗传学、细胞生物学和人类营养学领域投入最多的研究与教学并重的学校之一，她有5个重点研究学科：结构生物学、微生物学、分子生物学和遗传学、营养和代谢及蛋白质体学与生物技术。2010年有75位学者（包括澳大利亚科学研究所4位院士，2位联合会研究员，31位博士后研究员）和51名一般工作人员共同把实验室最新的科学发现很好地转化为理论和实践。

在牙科学院Westmead中心的学者Ky-Anh Nguwen对口腔微生物的分子研究，比如基因序列和蛋白结构颇有建树，除了很多临床观感之外，我在那里参加了4次交流和讲座，讨论合作的可行性与范围。Ky-Anh Nguwen分次介绍、展示和讲解了中心的设备、项目、技术流

透过细节看文化

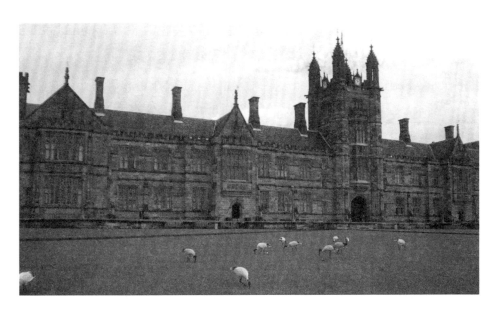

悉尼大学校园

程和成果以及临床诊治流程。在分子生物科学院Dee Carter研究小组，我有幸师从澳大利亚著名病原微生物真菌研究专家、分子病原微生物系主任、爱德华-休斯HHMI基金会获得者Dee Carter教授和Leona Campbell研究员，并得到他们的全程指导。在这里我想提一下爱德华-休斯基金会，它来自霍华德•休斯医学研究所（The Howard Hughes Medical Institute, HHMI），是全球规模最大的非盈利性私立医学研究所基金会。HHMI与联邦主要医学生物学基金管理机构国立卫生研究院（NIH）既有互补（如2001年以来HHMI对骨髓干细胞研究的重点支持），又有协作(Project Sand the funding mechanisms)，相得益彰。Dee Carter曾荣获爱德华-休斯基金，发表过高质量论文，在悉尼大学分子生物科学院和澳洲病原微生物领域是领军人物。我的研究工作涵盖了真菌的IGS（Inter Gene Space）序列、脊椎动物的真菌动物模型、药物耐药性有关的双盲法分子型决定表现型的研究以及温度敏感性实验。同时，在国内的项目研究工作也同步进行，国内学生关于临床标

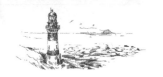

本和实验技术问题能与外国专家密切探讨和关注，并得到Leona和Dee以及小组成员有效的建议。除了项目研究和文献学习，每周还有Group Meeting、Seminar和Session，期间我也做了3次报告和讲座。

悉尼大学医学院拥有完善的科研设施：每个科室都有齐全的设备和属于自己科室的图书室、会议室、实验室和研究室，有先进的信息化管理系统和高度人性化的服务。这里有系统的研究生培养与研修制度。他们的研究生导师是一个导师组（2～4位），而且跨专业跨院校，合作性比较强。这里有多层次的学术交流活动，有每周1～2次的科室病例讨论、每两周1次的科室间的病例讨论、院内和各学院的学术报告和国内外的学术会议。这里有优良的传统文化和人文精神。在具体的临床和教学科研的实践中，因详尽的分析和诊断、周密的治疗计划以及规范的操作和严格的治疗标准，他们能达到完美的病例结果与人性化的康复。

如今，我又回到了祖国的怀抱，在分子生物学技术和研究思路与手段方面拓展了视野，对基因和分子水平的问题了解得更多，看得更深、更广。在临床效益和课题申请以及教学上，都更上一层楼。但是喧嚣与寂静同在的悉尼大学校园仍常常出现在我的脑海中：一个半世纪前修筑的校舍、点缀着许多禽鸟的大草坪、教堂朝向天宇的十字架……最难以忘记的是悉尼大学"The stars may change,the mind remains（繁星纵变，智慧永恒）"的校训，这反映传统英式大学教育的初创理想深深融入了我的生命，成为我前行的一盏明灯。

墨尔本AUSTIN医院是另一所非常著名的医院，澳洲的医师有权选择在上班时间是否穿白大褂。为了这个权利，在20世纪70年代曾发生过全国性的医师大游行，而不穿白大褂的目的则是为了和病人更加亲近，没有距离感。每当查房的时候，医师和病人唯一的区别只是脖子上的听诊器。

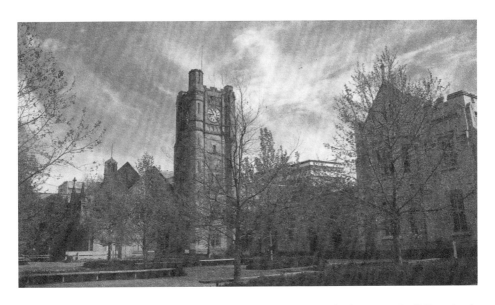

　　在AUSTIN医院工作的三年，我发现虽然每个人的个性不同，但每一个医师都是很愉快地从事工作。医师是一份辛苦的职业，国内外皆如此，所以如果不是抱着一份与病人平等、为病人服务的心态，是很难一直快乐工作的。在这里他们愉快的心态感染了我，我渐渐发现做一个有用的医生，确诊一个疑难的病例，治愈一个病人都让我得到难以名状的快乐。但是，医学毕竟也有无奈的时候，行医之路中难免遇到治疗失败带来的深深的挫败感，更难免遇到回天无力的绝症和直面死亡的关头。这时候，医生的幸福感会动摇么？我曾经这样问过AUSTIN医院的同事们，大家的回答千差万别，但有一点是一样的：医者需有爱心，顺应自己的爱心，尽自己最大的努力为病人诊治，无论结果如何，自己都是快乐的。

　　我还在AUSTIN医院的姑息治疗中心工作过一段时间，在那里住的都是终末期肿瘤病人，很多病人需使用大剂量吗啡来抑制疼痛。去之前，我断定那里一定是愁云惨雾，阴森如鬼域。没想到去了之后，我

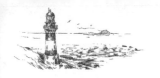

才发现其实和普通病区毫无差别，医师们依然会竭尽全力让终末期的病人拥有尽可能高的生存质量。他们会和病人谈论可能缓解疼痛的治疗方法，大概的生存期和病人死后的安排，病人的生存尊严得到最大程度的尊重。于是我发现，当医学有人文和宗教予以辅佐的时候，医学这块"和氏璧"能够超越死亡，慰藉人类孤苦的灵魂。

　　朱熹在《论语集注》中写道："治玉石者，既琢之而复磨之，治之已精，而益求其精也。"世界顶尖的医院管理无不充分体现了关注细节、追求精致、重视过程的内涵。医院品牌的推动要依靠学科发展和服务品质的提升。医院将坚持以学科带动交叉整合，靠拢全世界同专业Top10的水平，走向世界的舞台，为员工提供更好的学习平台和成长空间。

对外交流感言

我在顺天堂医院交流期间有幸经历了一个肠部肿瘤切除手术的全过程，该手术由我的导师寺井毅先生主刀。跟国内医生不同的是，寺井毅先生亲自参与手术过程的各个环节，包括手术前的检查、拍片、看片等。

该例肠部肿瘤切除手术在检查阶段，寺井毅先生对患者的考虑实在是做到了无微不至：造影检查时和患者同在一个房间进行检查（国内一般是在相隔离的房间内检查，为保护医生少受辐射）、对癌变部位的观察细致入微、亲自进行病理的活检……具体的操作中更体现着细致入微的关怀：在对患者进行检查时，不惧辐射用自己的双手帮助病人改变体位；在对癌变部位进行检查时不仅考虑到癌变部位的形状、位置、大小，甚至还考虑到了癌变部位跟相邻组织器官的关系；在病理活检的时候，亲自制作标本玻片，亲自在显微镜下进行检查……而在我们国内，这些都是由主治医生以外的人员操作的！

手术过程中，寺井毅先生并不是根据自己单方面的判断来进行手术，他还请到了一些外科医生就手术的切除问题进行商讨，比如切除范围、采用何种手段等，这便是顺天堂医院所推崇的多学科覆盖治疗的体现。多学科覆盖治疗虽然在一定程度上延缓了对患者的及时救治，但另一方面却极大地提高了手术的精准度，减轻了患者的痛苦，保证了患者的安全。

手术后，寺井毅先生并不像国内的医生那样如释重负，他还要亲自负责这位病人的术后恢复期，定时地询问、复检，不厌其烦地讲述

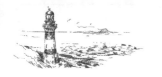

恢复期的各种注意事项……直到病人恢复健康离开医院，他的工作才算是告一段落。但是这也不意味着他的责任已经就此为止了：他还要负责对该病人的回访，或许5年，或许10年，或许更长……在他感觉自己的大限将至以前，他还会将手头上所要负责回访的病人推荐到另一位医生那里……

——潘文胜

　　UCLA附属Ronald Reagan医院整形外科一共有5位住院医生，他们负责科内所有患者的跟进工作。一般来说，住院医生在凌晨3点半起床，洗漱完毕之后就要开始准备查房的资料了。整理完查房的资料，时间已经到了早上7点，此时是医院的早餐时间。早餐时间，住院医生要和自己所协助的主任医生交流一天的手术情况，一边吃一边汇报，内心的紧张可想而知。

　　7点半，第一台手术准时开始，作为主任医生的协助者，住院医生整个过程都要跟进。如果是大手术的话，一台手术可能持续到下午六七点钟的样子；如果是小手术，那么住院医生还得接着跟进下面一台手术。两个小手术之间会有一定的时间间隔，但这不是休息时间，而是住院医生跟主任医生讨论下个手术的时间。这样的小手术一天会有七八台，所有手术做完之后，也大概到了六七点钟的样子。这个时候夜班已经开始了，所有的住院医生又要开始上夜班，一个夜里要巡视十几次，往往过了凌晨，他们都还没有睡觉。

　　住院医生的睡眠也就三四个小时，他们的午餐和晚餐几乎都没吃过，往往是忙里偷闲，随口塞点垃圾食品，喝点咖啡。他们没有双休，也没有固定的假期，往往是一周有一天的休息时间，但是几乎所有的住院医生都没有在这一天休息过，而是在医院做了一天的义工。

——王璐

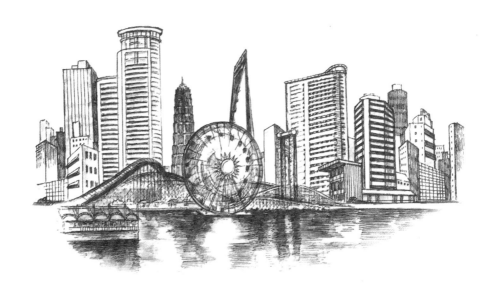

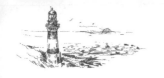

　　我们的使命是：科技创新、服务大众、培育新人、引领未来。作为浙江大学附属医院，创新是我们必然的使命和责任。每日，我们为我们的患者和服务对象提供优质的服务。此外，我们也为我们的员工提供充分的培训，以保证他们能完全胜任各自的岗位。无论是在学术和管理上，我们都力争头筹。

　　我们的核心价值观是：患者与服务对象至上。这与梅奥诊所"患者至上"相似，但我们增加了"服务对象"。因为除了病人是我们首要的服务对象，我们的员工也是我们的服务对象，他们为患者提供服务，而我们则要为他们提供服务。此外，政府部门、社区工作者、大学人员、甚至药厂人员，他们到我们医院来，也都是我们的服务对象，我们共同合作，为患者提供全方位的服务。

——王建安

二级护理站

叶小云

随着医院病房环境越来越宽敞，病区空间范围越来越大，传统的护理站与病房之间的距离也在不断扩大，每天我们的白衣天使们都在病房与护理站之间来回奔波，消耗了大量的体力和时间，那怎样有效解决这个问题呢？自从搬入新病房大楼后这个问题一直困扰着我这个基层的管理者——护士长。探索了多种办法，终因各种各样的问题而未能解决。正在迷茫之际，一个好消息传来，我有幸被推荐去美国Upstate University Hospital进行为期3个月的学习进修。很快，2010年6月4日，我带着问题、怀着无比兴奋的心情踏上了美国的土地。

短暂而充实的3个月很快结束，幸运的是，我从美国医院的护理站的独特设计中得到了灵感。回国后，我感觉自己思潮涌动，对工作充满信心，相信有领导的支持、我们的努力，一定能改善条件，调动大家的积极性，从而解决问题；同时随着医院优质服务的开展，越加感觉到改变这一现状的重要性。首先，我在科室介绍了美国医院的种种见闻，然后提出我的灵感：我们何不建立一个以多功能护理车为主体，配备PDA、垃圾筒、锐器盒的二级护理站，放于护士分管病房门口，既减少护士的奔波，又方便病人与护士的联系，还能促进护患关系呢！没想到这个提议得到了科室全体同仁的一致赞同："还可以减

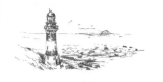

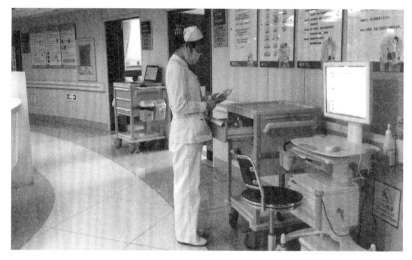

浙二医院的二级护理站

少电铃呼叫次数，让病房更安静呢！""太棒了！""Good idea"大家都觉得这是一件令人兴奋的事！有了Idea，我们就要付诸行动喽！第一步，我们进行了前期调研，分别让前后两组的责任护士在工作中佩带计步器，收集7个昼夜的数据结果，计算护士来回于护理站与病房之间的距离及时间，结果发现常规工作日护士每天在病房与护理站之间穿梭路途人均花费时间为2.8小时，占常规工作时间的35%。有人恍然大悟："哦，怪不得我每天回家都腰酸脚痛呢，原来我每天花这么多时间在走路上啊"。第二步当然是护理综合车的设计喽！我深知护理综合车、椅的重要性，一个人的设计灵感可能不足以设计出一套实用的车、椅来，便提出大家开动脑筋，来个"Brainstorm"。结果，我们这些臭皮匠有的献计献策，有的动笔画图，有的查阅资料，一个个热火朝天、干劲十足。终于多功能护理车的草图出炉了，然后我们又制订了实施方案、报请护理部审核，并请院感及护理专家进行指导。得到了护理部领导的支持，接下来就是委托厂家定做了。在与厂家反复协商后，在大家的热切期盼下，半个月后，两辆美观漂亮的护理综合车终于来到了我们病区，每一个人都兴奋地睁大了眼睛，"真好！""真漂亮！"

我们把护理综合车配上移动电脑、利器盒、垃圾桶、快速手消毒液放置于病区走廊上，办公室护士及时将配置好的药物及临时治疗所需物品送至二级护理站，责任护士在二级护理站开展集治疗、护理、办公于一体的工作模式。病人们都投来了好奇的目光，经我们介绍后，病人及家属们当场竖起了大拇指：你们真好，真为我们着想，谢谢，谢谢！第二天早上，一位老病人家属拉着护士长的手，不停地说："你们的服务太好了，这次我们住院与上次比较，给我印象最深的就是你们的服务更好了，总是不停地来看我们，液体挂完了你们就主动来换，而且动作非常快，我们太感动了……"听到病人的赞扬，我们的心里乐滋滋的：还好有了二级护理站，我们才有更多的时间来看病人，也是有了二级护理站，才使我们的工作更有效率了。

如今走进浙医二院住院病房，你会发现病房格外安静：没有了"滴滴滴"的电铃呼叫声，没有了护士们进进出出的脚步声。没有了此起彼伏的"护士小姐"、"护士阿姨"……一切变得那么有序、那

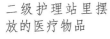

二级护理站里摆放的医疗物品

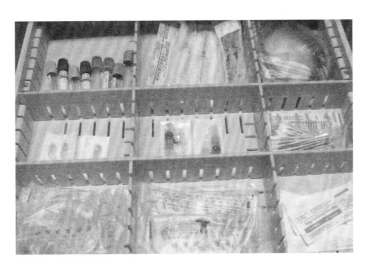

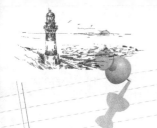

回音壁

消毒供应中心专业清洗、配送，静脉配制中心集中配制，护理电子病历信息化，减少了临床护士的非护理性工作，有更多的时间服务于患者，提高了临床护理工作质量；设置二级护理站，减少护士来回奔跑，使护士和患者越来越近；建立护士值班公寓，保障夜班护士安全，增强护士归属感。

么和谐！

而这都是二级护理站的功劳，是二级护理站，让护士们告别了"无用功"。

"不用再跑来跑去，我的脚可解放喽！"小魏护士开玩笑地说道。以前，护士在对患者进行治疗和护理的过程中，如注射治疗、口腔护理、更换引流袋以及进行各种穿刺等，均需用护理车把所需的物品推到患者身旁，用后物品推回护理站，给病人换液体时又从病房出来，到护理站取药后回病房给病人换药，就这样来来回回，一天下来，累得腰酸脚痛是常有的事。而现在，物品、液体都放在二级护理站给护士带来了极大的便利，告别了"无用功"，最大限度地把时间还给护士，把护士还给病人。

也是二级护理站，提升了护士的工作价值。

"以前感觉自己总是被动地做这个做那个，像个机器人似的，现在我感觉自己是工作的主人，越做越带劲！"不止一个人这样说。是的，二级护理站使治疗、检验、护理及书写均在病房，最有效地减少了护士来回走动的时间，使护士改变了被动应答，被动解决问题的状况，有利于护士合理安排工作，增强了护士工作的自主性，在治疗空闲时间书写记录，在书写记录时观察输液情况及病情变化，从而使护士工作变得高效有序。

二级护理站，更是拉近了护患"心"的距离。

"现在感觉护士就在身边，我们更放心更省心了"病人这样说道。二级护理站彻底改变了原来护士完成治疗护理后集中于办公室的现象，护士主动换药、拔针，及时满足病人需求，避免患者到处寻找责任护士，方便了病人与护士的联系。"护士小姐，你们就像我的亲人一样关心我，照顾我，谢谢、谢谢"，耳边常常传来这样真诚的声音，而这样温馨感人的一幕幕也常常在浙医二院的病房里出现。有了病人的理解与信任，护士们的心也变得更软了，更温柔了。

时光流逝，日月如梭，优质护理服务工作正在有条不紊、扎扎实实地开展，病人满意度大大提高，医护患关系融洽和谐，病房干净整洁，病人感觉舒适、安全、温馨，许多病人都以表扬信或者送锦旗的方式表达发自内心的感谢。还有病人风趣地称我们病区为"酒店式病房"呢，这是给我们最好的鼓励。

随着优质护理服务活动的不断深入，二级护理站将发挥更大的作用——心与心的距离越来越短，护理的春天越来越近。

"二级护理站"是医院在国际化建设中的一个小缩影："国际化"并不是指接待了多少外国患者；而是一种国际通用标准，是为在一定的范围内获得最佳秩序，对实际的或潜在的问题制订"共同的和重复使用的规则"的活动。其实质是通过制订、发布和实施标准，达到统一，获得最佳秩序和社会效益。医院的国际化标准，包括对患者安全的考虑、流程设计、医院环境等各个方面。标准化是医院走向国际舞台的必经之路，标准化所带来的直接效果就是让患者进入医院的就医的体验和进入国际任何一流医院都是一样的。

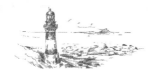

今天您AIDET了吗？

郑亚萍

　　有一只狮子和一只老虎打架，结果两败俱伤，狮子临死前对老虎说："你要是早告诉我你不是来抢我地盘的话，我们就不会这样了。"狮子带着遗憾走了。确实，在现实生活中常会有因沟通不到位而引起的不必要的误会与纠纷，在医院工作的我们深知沟通的重要性。

　　我在医院的肿瘤内科工作，与那些身心俱受煎熬的晚期肿瘤患者朝夕相处，我深知他们的不易，也常被他们的那份坚强感动。在我的护理团队里有几位年轻的护士，她们心地善良，但总是喜欢默默地做

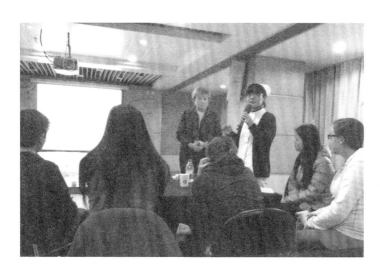

美国北奥斯汀医学院的AIDET培训

事，有时还引起不必要的尴尬、误会。有位老病人曾这样对我说过："护士长，您的手下有几位护士做事真的非常认真，观察病情仔细，也不怕脏和累，可就是话少，如果能像某某护士那样多与我们说说就更好了。"这样的情形确实时有发生，也一直困扰着我，该如何改变她们呢？

吸收国外护理理念的护理部也开展了形式多样的培训活动，从AIDET培训到迎新培训，护士们不仅在技术水平上大有提升，在服务细节上也日臻完善，患者满意度大幅提高。我院9名护士还荣获2012年浙江明星护士称号。

2011年初有幸被医院派往美国北奥斯汀医学院学习进修2个月，在那里我全方位接触感悟AIDET沟通技巧的含义及实施方法步骤。北奥斯汀开展这个项目的初衷也是因为在美国，尽管医院的硬件、技术、流程等都处在世界一流水平，但病患及家属对医院沟通方面的表现并不满意。顾名思义，AIDET沟通技巧由5个英文单词的首字母组成，A—acknowledge，问候：在接触患者前就应该了解患者的信息，尽可能地记住每个病人的姓名以及他们因自身病情而需要的特殊服务等，而在称呼病人时也要用尊称；I—introduce，介绍自己的姓名、团队、工作经历、经验等给病人及家属，让病人更多地了解自己，减少因不熟悉、不确定而带来的不安；D—duration，讲解检查治疗用药等的过程、等待时间、注意事项等，让患者自己对治疗流程有个大概的了解；E—explain，解释疑问；T—thank，致谢，如：谢谢您的配合，谢谢您的理解，谢谢您选择我们医院等等。

在北奥斯汀医学中心，AIDET沟通模式从新员工的第一次岗前培训就开始了，它根植在每位员工的心中。我一直记得那位名叫Asiye的楼层秘书，她因出色的接待工作，得体地运用AIDET沟通技巧，得到病人

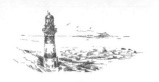

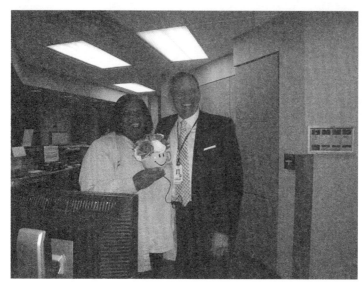

北奥斯汀医院
CEO与获奖的
楼层秘书Asiye
（左）合影

家属的表扬信，医院的CEO亲自来到病房嘉奖她。这件事给我很大的触动，一位楼层秘书可以做到的事，作为护理专业人员的我们不能吗？

学成归来，我从自己做起，开始AIDET的临床沟通实践，向病人及家属介绍自己的管理者身份，秀我们的护理团队，特别是帮助那些内向害羞的护士在病人面前秀出自我，改变她们的沟通理念：让病人明白我们正在为他们所做的事情，是获得病人认可、理解的非常重要的环节，同时也能提高病人的满意度。在经过一段时间的培训学习实践之后，我们已经将"今天您AIDET了吗"挂在嘴上，提醒彼此不要省略疏忽。在我们病房，"您好！我叫某某，是您今天的责任护士，您叫我小某好了"、"我在这里已经工作3年了，您放心，您会得到我们的尽心护理，您如果不舒服或有事就请告诉我好吗？"、"大妈，您好！明天有一个空腹B超，是做肚子的。您今天晚饭后……"诸如此类，已渐成习惯。那位前面提到的老病人因肿瘤复发来我们科室再次接受化疗，出院时拉着我的手，发自肺腑地感慨："我的子女工作忙，有时无暇顾及我更多内心的需求，这些可爱可亲的护士姑娘给了我家人一样的感觉。真的非常感谢！真的。"

西方有句谚语："好树结好果子；坏树结坏果子"，话语是我们生命状态的反应；对患者所说的话语更是我们医护人员精神状态的反应。当我们的生命扎根于神圣的"仁爱"土壤之时，我们一定会源源不断地结果子来供应患者，叶子常青，满了汁浆。

如果把医疗服务理解为一个"输入—过程—结果(输出)"过程，那么患者就是学校的第一大利益相关方。在竞争渐趋激烈的今天，患者们的"消费者意识"逐渐增强，患者的满意度应该予以高度重视。医护人员必须有思想形态上的转变：从"患者求我来看病"的"衙门心态"彻底转化为"患者是我衣食父母"的"感恩心态"。从这个层面上来说，"优质护理"首先是服务，然后才是技术。

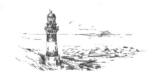

一枝非洲菊

杨颖

2008年的情人节我正在美国罗马琳达行为医学中心学习，那天我参加了关于Innovating Excellence（创新卓越）主题的课程，一枝非洲菊触动了我内心最柔软的地方。

课的题目是Culture of Compassion（怜悯），Ms.Mullen带着一朵非洲菊来到课堂上，鲜艳的黄色花朵吸引了我们的目光，也许因为今天是情人节吧！因此话题也从花朵开始，她让我们想象一下，如何让自己生活得有价值，有意义，有激情，然后写在非洲菊的每一片花瓣上。花瓣上出现了购物、家庭、健康、尊重、金钱、朋友、知识、上帝、忠诚……花的主茎就是自己。

Question:如果这朵花是病人，他因为疾病，损失了健康，被吹落几片花瓣；因为疾病，无法去购物，又被拔掉几片花瓣；因为疾病，改变了原来的家庭生活，又被摧残几片花瓣；因为疾病……我们看到了洒落一地的花瓣，而Ms.Mullen手中的非洲菊只剩下主茎和寥寥无几的花瓣，这——就是我们的病人。

我们是否看到了病人的失去？我们是否感受到了病人失去的痛苦？我们是否想到去呵护病人，减少或避免他们继续失去所剩无几的花瓣？哪怕是一片花瓣？

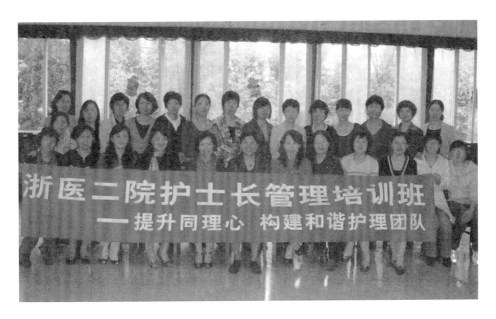

护士长同理心培训

　　护士们面对病人无故的抱怨和不被理解时，是否也看到地面上的花瓣就是病人失去的健康，就是病人原有的自在生活，就是病人曾经的职场目标，而挂在主茎旁的是疼痛的花瓣，是随时会凋零的希望，护士们是否会立即伸出双手呵护这朵并不够美的花朵呢？而手中的花朵会因为护士们的手温而逐渐饱满和鲜艳起来，这就是温度的传递，这就是同理心的能量！

　　而我，作为护士长，面对眼前洒落满地的花瓣，是否也看到了病人曾经的笑声，病人先前的自信，是否还看到这些花瓣中也有护士们错失的与家人团聚场景，也有护士们被挑战的被尊重，而仅存几片花瓣的、孤独的主茎，不仅是我们的病人，也有我们的护士，尽管她们有时讲话会急一点，动作会大一点，但我仍不由得伸出双手呵护着并不完美的花朵，因为她们有时面临病人的误解或不明的指责时，花瓣会脱落于地面上，但护士仍能克制自己的情绪，努力地为患者提供

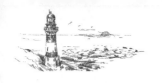

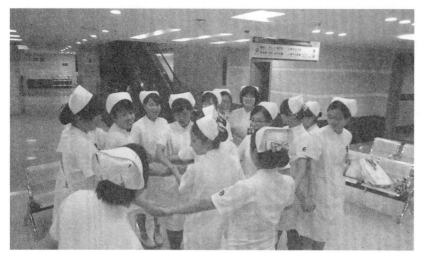

同理心培训场景

高品质的护理。此时，护士长们伸出双手呵护我们的患者，也应用双手去温暖去修复残存花瓣的花朵，用真诚化解患者的不解，用双手温暖我们的护士，并借由我们护士之手将温暖传递给患者，护患间的认同、理解和支持是护士们最具有源动力的能量，这就是同理心的能量！

　　2009年起我院护理管理委员会下设立人文关怀分会，每年开展对新护士的心理支持的团体辅导工作，帮助她们实现由护生向护士的角色转变，帮助他们从一名知识的获取者转变为一位健康的传递者、修复者和助人者，帮助她们学会解决工作和生活中的困难，至2011年底共有650余名护士接受了这适应性的团体心理辅导；同时护理部注重人文护理文化的建设，多次聘请心理学教授为全院护理人员传递人文关怀对护理服务品质的影响和对患者健康的影响。尤其是护士长，作为医院护理系统中的基础管理者，是护患关系、护护关系、医护关系的核心人物，2010年已开展了护士长的同理心培训，有助于护士长建立好临床护理中的各种关系，而且成为其他护理人员提高同理心的示范榜样。护士长同理心培训意在打造医院人文护理文化，护理管理者能在意患者的内心感受和需求，在医院流程改进中会主动考虑若处于患者的境地，他/她有何需求，最想解决什么?使流程在具有科学性的同时更能将医院的关爱之心融入流程之中；同时护士长言传身教，将同理心的理念渗透于人际互动中，引导和帮助护士，将同理心的能量传递给我们的护士，让护士在护士长和同伴中获取心理能量，更好地体谅我们的患者，患者也将体会到优质而温暖的护理，给护理人员更多满意的积极反馈，护士在得到患者的认可时，也将以良好的身心状态回馈给我们的患者和我们的同伴。

从一枝非洲菊到人文护理文化；从身体到灵魂；从漂洋过海得来的理念到护理部全体同仁的感同身受……建立在浙医二院百年深厚文化根基之上的"仁爱"传统，必定会在我们日常护理工作中绽放出惊人的美丽。

"医"不仅是医术，更是一套完整的服务和管理体系。伴随着新技术的使用和医学分工的细化，医生与患者之间的深度沟通逐渐减少。此时，护理工作就要担负起这样的责任来。护理部每年对新护士的心理辅导工作，就是一种人文的传递，代表了医院对员工全人发展和幸福感的培植。护理的核心永远是"人道"，

做不通人的文章，摆不正人的位置，日常护理中少了哲学的思考，忽略了医学的社会和人文内涵，就不能说真正地理解了护理的精髓。

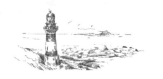

我们向海外同行学习什么？

赵锐祎　李爱萍

众所周知，在全球各大医院，静脉输液治疗是临床治疗的重要手段。其主要是提高静脉输液质量，减少患者的痛苦。那么海外同行是如何管理静脉输液质量的？有哪些先进的静脉输液技术和管理手段？在提高输液质量方面有哪些值得我们学习的经验？带着这些问题，我院静脉输液专科护士在2009—2010年远赴美国、中国台湾、荷兰作考察和交流。

感念——细致入微的护理服务细节

每次学习安排参观2～3家医院，医院的领导会向我们介绍医院的护理发展现状，并就这些问题与我们一起进行了广泛深入的探讨。通过交流，我们深刻感受到了这些医院的护理切实推行"以人为本"的护理理念及专业研究，看到了专科护士的发展前景及其卓有成效的护理管理实践。特别是几家医院细致入微的护理服务细节，值得我们深入学习和探究。

一是家庭化服务。医院内有专门为病人和家属设置的活动室和接待室。环境处处体现以人为本。二是充分尊重病人。医院充分保护病人的隐私，不管病房还是输液室，患者之间都有幕帘或者隔断，护士

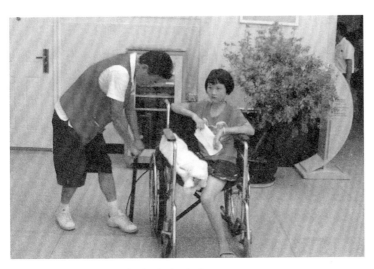

"广济之舟"志愿者在服务患者

在每项操作前都会拉上幕帘，而学员想观摩一项护理技术之前，必须征得患者的同意。曾经因1位患者不愿意我们观摩在她身上操作PICC置管，而让我们在病室外等待2小时。三是志愿者服务力尽所能。在医院随处可见身着黄色背心的志愿者，帮忙指路、挂号。尽其所能为患者提供方便，而这一切都是义务的。四是注重沟通。每项护理操作前操作者均会非常仔细地与患者沟通，解释进行操作的目的、过程，及患者如何配合。在美国1例PICC置管前谈话花了整整1小时。护士巡视病房像亲友探视一样，边寒暄边沟通，不管是在招呼患者还是交班时都称患者是某先生、女士或某阿公、阿婆，极其重视称呼。

感动——以护理为业的信念和执着

听过很多讲座，能自始至终吸引我们的，总是来自一线的老师讲述他们亲身经历的声音。这些老师学习不止的精神面貌和渊博的知识风采深深地打动着我们，博得我们心中的喝彩。每一位教授的讲座都令我们耳目一新。特别是医院护理部主任张女士丰富的临床经验，扎实、新颖的理论知识，幽默而充满魅力的授课技巧让我佩服之至。她在肿瘤专科护理、中心静脉导管照护等方面有很深的造诣和研究。她向我们传递的，是她以护理为业的信念，对自己事业的那份执着！还有她50多岁还在攻博的不懈追求！

感悟——聆听讲座带来的思考与触动

有人说："职场充电是一种长期的积累和节约——节约自己不断输出的知识储备，积累自己长线发展的制高点。"能去宝岛台湾和欧美充电，更是一种宝贵的储备。如今，随着时间推移，再思索那些沉淀在脑海里的回忆，更有一些新的收获与启发。

1、学习无限期

作为专科护士，对自己的业务一定要"专"，专业知识的精深有助于树立自信，更好地为病人服务，也能更好地给予学生帮助。与此同时，也应该"博"。医学知识的更新一日千里，逼着我们必须坚持学习。学习是更新知识的必然。所有这些都让我们看到学习是不被淘汰的唯一出路。之前，我们常常是需要什么才想起来学什么，遇到了问题才翻理论、找制度，临时抱佛脚。这次培训使我们明白了学习必须日积月累的道理。

2、以证据为基础的护理

有人说：若我们不尊重证据，则我们追求真理时将缺乏力量。

何为以证据为基础的护理？是指为个别病人或者群众下决策时，负责尽职、公正的使用目前最佳证据，需有系统性研究和可利用的资源找到最佳的外部临床证据，并与个人临床知识及病人偏好整合。要做好一个专科护士，必须要有丰富的临床理论知识做基础，还要有科研能力。专业理论知识是护理科研的培养基础，若没有专业知识，我们的护理科研就会成为无源之水，不会得到持续的更新和发展。

回国实践——新理念、新方法、新技术

非常感谢院领导、护理部给予我们宝贵的学习机会，我们也以这些学习为契机，不断提升自己的护理服务理念和服务技能，为我院国际化的护理事业尽微薄之力。回国后，我们认真研究可行的项目，并切实实施，现已初显成效。

1、成立了"IVTEAM"团队：成员包括静脉输液专职专科护士、病区专科护士、静脉输液核心管理组、顾问组。各组分工不同，各司其职。全院PICC穿刺统一由专职专科护士进行，达到真正的专业化。

2、提供"无缝隙服务"：专职专科护士满足全院全时段病人的PICC的置管需求，并提供专业的PICC导管维护和并发症处理。实行专科护士夜间值班制，负责全院夜间紧急抢救时的外周静脉穿刺、困难抽血或者中心静脉堵管等输液并发症的处理等，确保了患者24小时的输液安全，明显减轻夜间值班护士的压力。

3、常态化的静脉输液质量控制：每季度由"IVTEAM"的核心组成员按计划进行常态化静脉输液质量的稽查，每天夜间由"IVTEAM"值班的专科护士进行巡查。静脉输液质量评估从最佳状态转为常态，转变的不仅仅是评估方法，更是护士的理念，护士从检查前紧张、积极

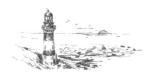

准备，被动的接受检查，变成标准常态化。质量评分标准体系不再是分数唯一论，而是根据各科室具体情况，对出现的阳性结果分析具体原因，逐步整改。

4、无责呈报制度：除了常态化的静脉输液质量控制体系的运行，"IVTEAM"重点对静脉输液治疗开展环节质量控制，实行电子化无责呈报方式，显著降低静脉输液治疗并发症的发生率，该制度的建立进一步培养了护士严谨的工作作风，使护士更加贴近病人，预见性评估输液病人的输液工具，主动了解输液病人的需求和病情变化，提高了处理应急事件的能力，在临床工作中展示出自身的专业价值，有效地激发了专科护士的工作热情。

5、日新月异的新技术：服务源于用心，精于技艺。美国的PICC置管技术一直是我们学习的标杆。自2009年5月超声引导结合塞丁格穿刺技术引入我院，用该方法成功实施PICC穿刺6000多例，解决院内外数千患者的静脉输液通路疑难问题，已经名副其实地成为浙江省乃至全国同行中的领先者。房内心电图辅助PICC插管导管头端定位护理新技术在欧美刚刚起步，国内少见。回国后，我们仔细研究了这项技术，并作为一个卫生厅科研基金项目，认真研究和实践，成功穿刺100例，取得很好的临床效果。

近2年来，我院静脉输液专科，从专业化队伍建设到信息化管理，从先进的设备——血管专用超声仪到先进的技术——超声引导结合塞丁格穿刺均日臻完备。2年来，已经吸引全国各地的静脉输液专科领域的同行来我院参观学习100多人次，接受从3天到3个月的不同周期的进修护士70多人次学习。如今我们又迈入与国际接轨的大道，引入房内心电图辅助PICC插管导管头端定位技术，这标志着我院的静脉输液专科护理技术又进入了一个新的里程。这些技术的创新都将对全国乃至世界静脉输液专科领域的技术创新与发展带来深远影响。

如何加强静脉治疗这一有创性介入技术的风险管理，如何早期预防并及时正确地处理静脉输液并发症，如何加快我国静疗护理专业化的进程，尽快与国际静疗护理专业发展水平同步，是我们静脉输液护理专科今后需要继续努力的方向。"路漫漫其修远兮，吾将上下而求索！"生命不息，学习不止，我们将以蓬勃的学习热情来与世界最先进的技术保持同步；更要不断提升自身的人文修养，赋予服务以更生动的文化内涵。

　　"精致管理"、"精细化管理"、"细节管理"、"精益管理"这一系列的管理思想都有异曲同工之处——以越来越少的投入、较少的人力、较少的设备、较短的时间和较小的场地创造出尽可能多的价值；同时也越来越接近服务对象需求，提供他们确实要的东西。

　　护理作为一门窗口服务行业，要以精湛演绎技术，就是把平时看似简单的事情用心做好，做得值得起推敲，耐得住检查。名医林巧稚说过："怀着非凡的爱，做平凡的事。"这句话可以用在例行的护理工作中，当越来越多的护理工作者将标准视为一种誓约，一种品质的要求，于细微之处将其贯彻到底的时候，执行力就会变得越来越强，管理也就变得越来越轻松。

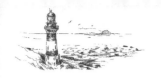

还有什么需要我为您做的吗？

单燕敏

阳光明媚的一个早晨，UCLA一间普通的病房里，护士长带着我这个中国的实习护士，进行例行的巡视。

"您好，怀特夫人。我叫Malou,是这里的护士长。您对我们的服务满意吗？"护士长的微笑带着温暖，让我想到在海滨眺望到的旭日。

"非常满意！"怀特夫人微笑着说。

我正准备转身离开，听到护士长说："还有什么需要我为您做的吗？我现在有时间。"

怀特夫人犹豫了下，面露难色地说："好久没有洗澡了，我想洗个澡。""好的，请您稍等，我去准备需要的用品。"护士长毫不犹豫就答应了下来。因为已经在Malou老师的楼层见习好几天了，我对楼层的布局已经比较熟悉，就主动去准备洗漱用品了。

等我把需要的用物拿到房间，Malou老师已经把病人转移到浴室的坐凳上了。因为怀特夫人比较胖，行动不是很方便，Malou老师亲自帮她沐浴，同时还不断地询问有没有不舒服。洗完澡，她帮怀特夫人穿上病号服，然后转移到轮椅上。就在这时候，外面有个护士过来叫她，说有重要的事情要立刻去处理。

透过细节看文化

护士长抱歉地对怀特夫人说："夫人，等一下我再过来帮您抹润肤露，好吗？"怀特夫人再三感谢，并表示自己可以抹润肤露。怀特夫人太胖了，自己根本摸不到小腿和双脚。于是我默默地拿起润肤露，蹲下身子帮怀特夫人抹起来。下垂的肚子皱褶处、小腿、脚后跟……

我还没有抹完，护士长就回来了，她向我投来惊奇的眼光。我们在怀特夫人的感谢声中走出病房，护士长对我说"你没有必要这样做。"

我说："这是从您身上学到的。在我们医院，只要病人有需要，我们也会为他们提供任何服务。"

第二天，护士长拿来一张职工就餐券，送给我，说是对我的奖励。我激动万分，这是作为学生的我在异国他乡获得的"荣誉"啊！真没想到，在无意中，我也让美国友人看到了我们浙医二院护理人的精神。刹那间，我感到无比的骄傲与自豪。

激动过后，我扪心自问：在平时的工作中我也会这样做吗？

没错，虽说医院开展优质护理服务，要求为病人提供基础护理，但为病人洗头洗脚，许多护士心里还是比较抵触的。

在对外交流中，我在北奥斯汀医学中心看到员工们有着合理的分工，相互合作，像洗澡擦身这些生活护理都是护工的职责，连身为护士长的Malou也是毫无怨言地为病人做着这些琐碎的事情，她坚信"我是护士，护理病人是我的职责，也是我工作的中心。无论是专科护理还是基础护理，只要病人需要，我都应该满足。"

"还有什么需要我为您做的吗？"这是在美国德克萨斯州的北奥斯汀医学中心，每位员工离开病房前都会询问的一句话。

回想我从事护理工作以来，穿梭于各个病房，给一个患者做完雾化，赶紧跑向另一位病人换输液瓶，纯粹是为了完成一天的工作任

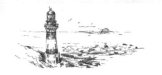

务。当班时间内，管辖病人的治疗和检查结束了，我一天的工作也就结束了，可以顺利下班了。"您还有什么需要吗"这样的话，我是没有想过，也不大敢问病人的。一则怕病人提出很多需求，我要花费很多的时间与精力去帮他解决；二则是怕病人提出的需求超出了我的能力范围，我无法满足。现在想来，自己这种心理真是羞愧。

北奥斯汀医学中心的所见所闻让我学会了，应该主动问病人一下，"还有什么需要我为您做的吗？"护理工作不只是手的劳作，更重要的是心的付出。南丁格尔说过："能够成为护士是因为上帝的召唤，因为人是最宝贵的，能够照顾人使他康复，是一件神圣的工作。"北奥斯汀医学中心的学习体验将影响我的一生。我在日常的工作中已将这些理念付诸行动，并希望通过我的言传身教，影响更多的人。

医院的优质护理带来了很多的成效，然而和世界一流医院的护理比起来，护理人员的自愿服务精神仍有很大的提升空间。管理者进行激励的最高境界应该是唤醒医护人员的梦想，让他们的激情被点燃起来，发现医院的战略规划与核心价值观与实现他们的个人价值是高度统一的。这样，他们就会全心全意地、动员一切能利用的资源来帮助病人及家属解决问题，真正地体现"患者与服务对象至上"。

透过细节看文化

当"尊重"深入"骨髓"

邵林玲

"时间快到了，我们得快点了！"唐老师、徐老师、莉莉和我四人兴奋地往学校那幢矮矮的、棕色的、有面落地窗户的房子赶去。这是我们几名护士来美国阿兹塞太平洋大学（Azusa Pacific University, APU）后参加的第一个校园活动，我的心里很是激动。

在那幢矮房子的简易大厅里，APU男孩唱诗班正在进行汇报演出。大厅里放满了凳子，前来参加活动的除了老师外，还有很多学生，他们的穿着非常随便，有些学生还打了舌钉、耳钉，在我们看来挺"吊儿郎当"的，但是当音乐声响起时，下面所有的听众都出奇地安静，就像每个人的心都被提到空中，与圣洁的天使相遇了一样。和谐的歌声饱含着对上苍的敬畏和热爱，赢得了热烈的掌声和欢呼声！这种感觉就像是我们升国旗那样，每个人的嘴巴都锁住了，只有心在跟着音乐、跟着台上的人一起跳动！这是我记忆中最和谐的旋律，不仅在于男孩们本身，更在于这里几百人同心合意的赞美，如同洁白的纸上跳跃着的一个个音符，在爱和自由中，谱写出最伟大的圣诗一般。

曾几何时，我以为美国是个自由度很高的国家，所以他们的会议或是表演也一定有很大的"自由度"，大概没有像中国人开会时那样安静。没想到在美国我参加了好多大大小小的活动或会议，大的有

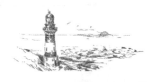

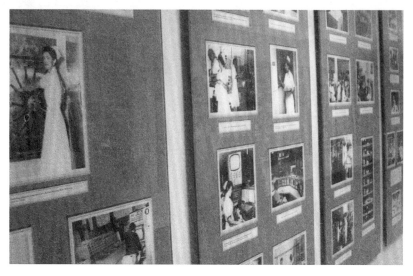

APU护理学院宣传护理历史与文化的走廊

像一个封闭式篮球场似的会场的毕业典礼、颁奖典礼、母亲节教堂活动……小的有音乐会、唱诗班、各种会议等等。无论大小会议，无论是表演或是讲话，台下的人都会把注意力完全投入到台上去！我现在非常能理解为什么美国医院的服务能做得那么好了，因为尊重他人已经渗透到了他们的日常生活中，这种互相尊重在医院得到了更好的延伸。

我们四人的美国之行历时近三个月，主要目的是参加医院和APU护理学院的有关护理管理和领导力的交流项目的学习。我们共去了大大小小11家医院，无论哪家医院，无论医院的哪一个角落，只要有病人走过，特别是坐着轮椅或躺在床上经过的病人，其他人就会马上让道；病房里禁止给病人拍照；只要是和病人有关的信息，像是病人的名字等等，我们这些来访者是不允许获得的；医院里总是那样井然有序；病房里出奇的安静；甚至门诊或是急诊大厅里也听不到任何的嘈杂声……这些让我们感到了一种真正的和谐！

一天，我们来到加州Huntington医院的脑外科病房，病房里的医生和护士得知有中国护士来了，欣喜万分，原来那里住着一位脑外科介入手术术后第2天的中国患者——他是一位老大爷，广东人，布满皱纹的脸庞透着虚弱和无助，两三种液体随着输液泵、顺着输液管流进他的身体，支撑着他那瘦小的身躯。他听不懂英文，也没有家人。我们马上站到他的边上，当起了翻译官。医生和护士将他的床头慢慢摇高，那个美国医生很高大，所以他总是弯着腰，一边解释，一边用他的大手轻轻地抬着老大爷的手和胳膊，帮他做被动运动，运动完手臂接着运动双腿；他鼓励老爷子自己慢慢地移动身体，一边张开他的双臂，保护着他；护士也配合默契，为他披上外衣、穿上鞋子；在床边坐了一会儿以后，医生和护士再将他扶到床边的椅子上坐了下来，歇息片刻，他们又鼓励他慢慢地站起来，我心里暗暗打鼓，老爷子才术后第二天，怎么可能站起来呢？但令我不敢相信的是，老爷子真的站起来了！而且，他还慢慢挪动他的身体向病房外面走去。老爷子似乎自己都不敢相信，他抬起了头，对着医生和护士露出了笑容。那一刻，眼泪噙满了我的眼眶！当"尊重"深入"骨髓"，所有为患者做的服务就有了崇高的价值。服务跨越了国界、跨越了种族、跨越了语言，那一刻，患者就是第一！那一刻，搀扶、耐心、鼓励、时间、微笑……一切的一切就是为了那位患者！

这样的场景在对外交流的学习中并不少见。"走出国门"后的我们不再因为中国国力发展所带来的自豪感而沾沾自喜，而是从精神素养和职业道德方面反思自身！在深化医疗卫生体制改革的今天，我院大力推行优质护理服务，从参加一个手势、一个微笑的礼仪培训，到A—acknowledge问候、I—introduce介绍自己、D—duration讲解过程、E—explain解释疑问、T—thank致谢系统的沟通模式培训；从功

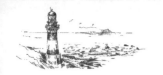

能制护理革新到"以患者为中心"的全程、全面、专业、人性化的护理服务，"尊重"不再停留在点头问候，而是对"患者与服务对象至上"这一医院核心价值观最好的诠释。

相信在不久的将来，我们医院的每一位员工也能将"尊重"深入"骨髓"成为"习惯"：主动向人微笑，主动向人问好，能洞察患者的焦虑，会聆听患者的烦恼与忧愁，能主动上前鼓励患者勇敢地面对疾患，理解患者何时需要一个温暖的微笑、鼓励的话语，让每一位患者都感到温暖、舒适、安全和希望，会帮助患者及其家人成功地应对生命的特殊时刻，学会聆听，心存感激，尊重他人，尊重自己，用我们浙医二院的护理工作为"仁爱"做出最好的诠释。

随着中国经济的发展，我们在医疗技术与设备上与国际顶尖医院的差距将越来越小，因此对外交流也将越发注重精神素养和职业道德方面的学习。阿兹塞太平洋大学医护人员对患者的尊重源于他们的信仰和文化。

我们常说："任何一个团队要成功，都要靠一点精神，要靠一点气质，要靠一点理想。"因为信仰和文化是一种无形的力量，有助于增加群体的向心力，有利于提高工作效率，建立和谐人际关系。管理者应该重视医护员工的精神世界和情感诉求，学会用情感的力量调动员工的积极性，激发他们正面积极的情感。

对外交流感言

在美国罗马琳达行为医学中心学习的时候，Ms.Mullen为我们播放了一段DVD，这则小故事反映了在他人处于困难时，你若能体察对方的窘境，不动声色地给予帮助，就是给对方重生的希望，而这种微弱的力量就能转变成巨大的能量，并传达给更多的人。这就是怜悯的温情，这就是同理心的能量！我感到这就是我们护理中最需要的东西！

——兰美娟

在美国UCLA的课堂上，其护理教育部主任DR.Vivid告诉我们这样一句话：Nursing is a profession,not an occupation，我的心被深深地触动了，原来这么多年来，我们为之努力、为之奋斗的护理，它是"profession"。也许美国的护理同仁很早就明白了这个道理，所以在美国我所看到的都是快乐的护士！

我们的另一位任课老师Donna教授也是来自UCLA护理学院，那几天因为骨折做过手术，只能坐着轮椅给我们上课。满头银发的教授读博士的时候已近47岁，是5个孩子的妈妈。在国内的话，47岁的护士可能已经想着退休后的日子了，但她们觉得有这么多年临床经验的护士有责任把自己的知识传授给学生。所以每次上课她都是面带笑容、情绪饱满，每次下课，当我目送着教授手扶助行器，一步一步地向前挪动时，我的泪盈满眼眶。如果国内的医生、护士都有这种职业精神的话，那么国内医院变成UCLA一定不是梦想。

——唐碧云

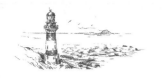

记得有一位护士长，她的下属中有一个本科毕业的小护士，在那里属于文凭、能力比较低的一类工作人员，但对于这样的小护士，她的态度也并非"管理"，而是"带领"。有一次，医院里举行一个征文比赛，这个护士长便考虑到了那个小护士，鼓励她将自己平时对病人的护理心得写出来，参加比赛。那个小护士一方面受宠若惊，另一方面又战战兢兢的，害怕自己写不好，几番推却；此时作为一个领导人，护士长不是生硬地要求她写，或者干脆放弃而另寻他人，而是在一旁不断鼓励，还承诺在她写完后自己会进行修改。这样，那个小护士最终才安安心心地写出了文章，经过护士长的精心修改，这篇文章在院报上得以发表。之后，该护士长还在晨会上当众表扬了那个小护士。

一个输液的患者到了该换药的时候，没有等到责任护士的准时到来便焦急地一直打铃，这个责任护士是一个刚刚到任不久的年轻姑娘，或许是年轻气盛，或许是发生了什么不愉快的事情，在她赶到患者病房的时候对患者说了一句："你怎么老打铃……"碰巧，这句话被路过的护士长（笔者跟的护士长）听到了，护士长便探了个头进来对她说："待会儿到我办公室来一下。"这位年轻的护士处理完病房的事情，就去了护士长的办公室，机灵的护士进门便说："护士长，我知道我做错了……"护士长微微一笑："好的，出去忙吧。"站在一边的我傻眼了，这算是批评吗？后来这位护士长跟我解释说："批评的目的在于让人认识到错误，她已经认识到了，我为什么还要批评她呢？"

其实这种事情在美国只是一个很小的缩影，美国的护士长个个都很注重带领下面的护士，鼓励她们多做点力所能及的事情，锻炼她们的护理技巧；并且不厌其烦地表扬她们，犯错误时也不一味地批评，而是晓之以理，让护士们在一个舒适的环境中不断进取，不断进步！

——徐双燕

透过细节看文化

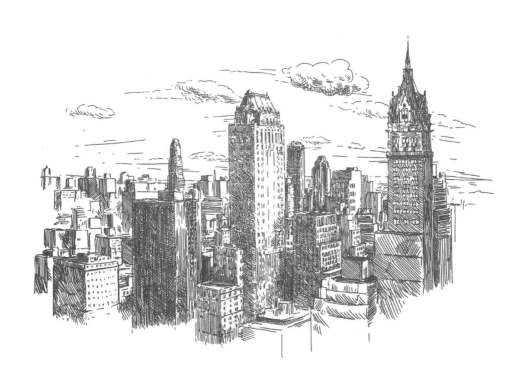

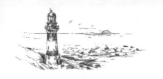

　　质量管理的方法论、系统论在医疗管理被临床科室和管理部门理解、掌握和真正地使用，从而将质量管理完全深入到医疗实践中去，这是一个循序渐进的过程。通过合作和交流，包括海峡两岸交流，很多方法学和观点论，讲得多听得多了解得多，但真正学到精髓、用到实处、深入到每个人心中，需要假以时日。在这个过程中，尤其要警惕"和稀泥"的"江湖文化"和"怕得罪人"的思想，该表扬的不表扬、该批评的不该批评，最终导致质量管理只是隔靴搔痒而草草了之，这些都不是真正的质量管理。医务质管工作的深入，是需要果敢的魄力和智慧的。

——王建安

医院物流，快递帮忙

王志康

2010年9月，在英国伯恩茅斯卫生局的邀请下，我有幸与其他医院的同行赴英国考察。飞机在英国南部的伯恩茅斯机场缓缓降落，走出机舱的那一刻，温暖清新的空气扑鼻而来。此刻，站在"大不列颠帝国"的版图上，我心中有按捺不住的兴奋：此次英伦之行，我会为我的医院收获些什么呢？

离约定的时间还有半小时，我们到达了英国伯恩茅斯卫生局，卫生局战略采购和市场管理部的David Way先生热情地接待了我们，并驱车带我们去伯恩茅斯皇家医院。晌午过后的伯恩茅斯空气仍然清新，一路上，满目所见的皆是繁花绿草。哥特式的建筑蛮有英伦风味，这所海滨的度假小镇对我这个来自东方的访客而言，颇有几分神秘的味道。

这里，有两家公立医院——伯恩茅斯皇家医院和普尔皇家医院，覆盖服务人口50万左右。我们的目的地伯恩茅斯皇家医院，是我心仪已久的一所医院。该院的医疗设备、医用耗材采购管理是我们此行考察的主要内容。

我们来到医院物资供应中心，眼前所见到的景象让我们大吃一惊！

和国内医院拥挤的物资供应中心不同，这里竟然几乎没有任何物资，只有几位工作人员在电脑上处理业务。

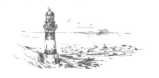

医院商业服务部主任Eddie Rathbone先生向我们介绍说：

"我院所有医用物资由DHL（中外运敦豪国际航空快递有限公司）每天直接配送至使用部门，物资供应中心负责在网上处理各部门提交的申请采购单，与DHL进行网上数据对接，并作跟踪监管处理，全院基本实现基于ERP（Enterprise Resource Planning 企业资源计划）的医疗物资第三方物流管理。"

我们这才恍然大悟："原来医院的医用物资的管理竟然可以请物流来帮忙！"

我们大家兴奋极了，然而心中也存有不少的疑问。在他们详细的介绍下，我们渐渐对医疗物资的第三方物流管理有了更清晰的理解。

伯恩茅斯地区医疗单位的医用物资一般全部采取区域集中招标，价格公开、透明，DHL作为一家配送商有别于我们国内的医用耗材供应商，它只赚取物流管理的费用，当然它提供的服务必须达到医院规定

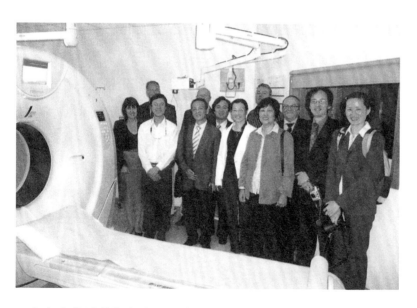

王志康在伯恩茅斯皇家医院考察

的物流要求。通常医院各使用部门制订详细的周物资使用计划，通过网络提交物资采购中心审核，物资采购中心审核通过后通过网络直接发送至DHL。据了解，当地所有医疗单位物资供应都由DHL实行配送。DHL每天对医院的业务处理一次，他们会根据医院每个使用部门的申请清单进行分包处理，然后直接运送至各医院相关使用部门，由使用部门负责人根据各自提交的申请单对照实际到货进行清点验收，验收完毕在网上确认以便物资采购中心跟公司进行财务结算。医用物资在每个国家都有严格要求，从生产到临床使用"关卡"较多，DHL公司由于其严谨的内部管理及采用了先进的物流电子商务化技术，在欧洲很多地区的医疗系统赢得信赖。

"快递帮忙，真给医院物资供应中心减负不少！"

"在中国，ERP也会大有前途的。"

在场的许多国内同行发出由衷的赞叹。参观之后，我们一直觉得

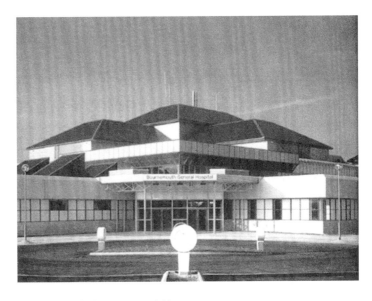

伯恩茅斯皇家医院门诊楼

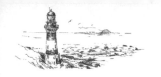

真是不虚此行，亲眼看到了基于ERP的第三方区域集中配送模式带给伯恩茅斯皇家医院的巨大好处：不仅保障了医用物资的安全可靠，还可大大减轻医院后勤物流的工作量。从某种程度上讲可大大减轻医院医用物资费用支出，间接为降低患者医疗费用作出贡献。

当我踏上返程的飞机，告别美丽的英伦三岛时，一个美丽的梦想开始在我心中萌发：我梦想这种基于ERP的第三方区域集中配送模式能在浙医二院乃至整个中国的医疗界推广起来。我好像远渡重洋采来圣火的运动员一样，要开始跑我的路程。我相信，一程接一程，一棒接一棒，浙医二院的同仁们一定会把这个梦变为现实。

对医院管理者来说，决策就是判断，在各种可行方案之间进行选择。决策通常情况下很少是在"正确"和"错误"之间进行选择，而是在"几乎正确"和"可能错误"之间进行选择。因为"几乎正确"和"可能错误"看起来非常相似，也很难说孰是孰非。所以，这就要求决策者必须具备超越于具体问题之上的真知灼见；还要有长远的眼光，才能够"科技创新，引领未来"。

文中，基于ERP的第三方区域集中配送模式目前在中国还没有开始推广。然而管理者对待此类事物，都应该看清其本身的潜力和今后的发展趋势。管理者必须拥有这样的决策力和洞察力，才能把握住时代的脉搏，逐鹿于世界舞台。

万芳，学习标杆

戴晓娜　杨明丽

从2009年11月以来，浙医二院和台湾台北医学大学万芳医院开展了深入密切的合作。两年多以来，台湾医院管理专家在浙医二院工作超过2000多个小时，浙医二院赴台访问的管理专家超过了150人次，万芳的管理专家也先后10余次到医院进行访问。双方形成了定期互访的合作模式，并且获得了多个意义深远的精品成果。

"品质是万芳的尊严"，当王建安院长2009年第一次走进台湾万芳医院时，就被这句贴在大厅的鲜明标语所感动！从此开启了浙二与万芳深度合作的不解之缘。

万芳医院一直秉持"卓越、创新、社会责任、同理心、诚信"的核心价值观，推崇"病人安全至上"与"品质管理认证"，不仅通过了包括ISO27001国际信息安全管理系统认证在内的一系列ISO认证，还顺利2次通过了国际JCI医院评鉴与复评，获得了国际上的认可，如今万芳医院已然成为全台湾最重视患者安全、医疗品质、社区医疗、人文医学及医疗信息化管理的医院之一。

什么是品质？医务部白主任在他的讲座中如是说："It takes a hospital to take care of a patient"，而吕院长曾在他《品牌力》的报告中更详细地阐明了这一点，"医院每一个病人可能接触的角

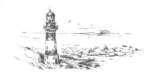

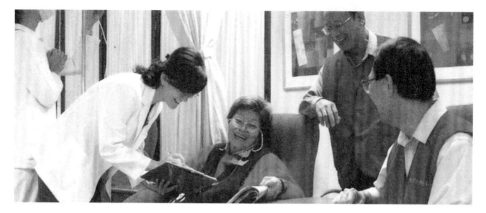

万芳医院和谐的医患关系

落，如门诊大厅的地面、厕所的气味、员工的微笑、每一位医院员工与病人沟通交流的过程……都反映出医院的品质。品质没有华丽的外表，是每一个日常工作的细节给病人的感受或体验。品质需要员工的理解、认同，在日常工作的实务中去体验、落实品牌价值，才有机会将企业的品牌价值在各个与顾客的接触点上，完整而一贯的呈现。"总务中心郭主任从另一个角度提醒我们品质是始终如一的坚持和追求，是"5S管理"的日常化，是PDCA的循环往复。当品质内化为每一位员工的习惯，才能形神兼备。

品质要有一贯的表现，少不了系统科学的监测。万芳医品部杨主任对各个质量关键指标如病人满意度、跌倒的发生率、压疮的发生率的监控办法以及目标值的设立等一一释疑并建议建立全院层面的不良事件呈报系统。医务部白主任的《Trace Methology追踪访查法》讲座让浙二人对JCI这一基本访查手段有了深入系统的了解。追踪访查法是以病人在院内接受服务的过程为主轴访查涉及的各个部门或环节的一种方法。通过追踪访查不但有助于发现某个服务点的问题，同时也易于发现医院各部门协作上的问题。但正如白主任的解读，"Tracer's

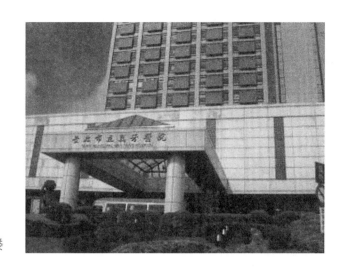

万芳医院门诊楼

not hunters"，追踪访查是善意的呵护与帮助，是提出建设性的意见改进服务的过程，不是引君入瓮，束手就擒之后大快朵颐。而接下来实地追踪访查病人更让我院的同行们深受启发。诚然，为了保障安全医疗我院有不少的制度，但制度的掌握和执行情况参差不齐，提示我们在制度和流程的订立上需要更具标准化和操作性，在制度的执行上需要加强自我提醒与鞭策。

两方的深度合作形成了一个从基线评估到专项培训再到追踪落实的循环。在社区服务和滨江医院新院区建设方面，医院充分吸收了台湾经验并与自身经验相结合，成立了质量管理办公室和全面质量管理安全管理委员会，并建立院科两级质量管理体系，把患者安全作为医院管理的重中之重。

万芳医院把全面质量管理看作是一种经营的哲学和方法，通过教育和长期的宣传，逐渐灌输给全院每一位职工，深入到医院的每一个环节，这种质量管理与医院文化建设融合在一起，成为员工们的理念和自觉的行动。这奠定了全面质量管理的基石。

万芳的品质管理强调"多重品管工具"的概念，认为同时将不同的质量管理方法应用于研究发展、实验室作业、临床试验以及医疗服务上，更能发挥各种品管工具的绩效，进而提升质量，使效率与成果更为显著。同时也排定分部门"优先执行品管工具"的程序。例如：在护理部门第一优先执行的是QA（质量保证，Quality Assurance）及品管圈，让全员参与并产生对质量改进的兴趣，然后第二优先再推出标准化(ISO-9002)及质量指标，第三优先则由于使用的品管工具较多，为免产生多头马车，再请专家进行TQM（全面质量管理，Total Quality Management）的系统整合,将所有品管工具聚焦于同一目标上。

在万芳品质精神的感召下，我院成立了以院长为主任委员的医院质量与安全管理委员会体系，全面协调医院各领域的质量改进与患者安全工作，打造了质管一把手工程。健全组织架构，为医疗质量持续改进提供保障，在原有26个委员会的基础上增设门急诊、医疗执行、手术管理、资格审查等委员会。加强部门间的沟通合作机制，有效消除部门间的真空地带，凝聚医院与各科室之间的共同目标，形成团队默契。加强64个科室质量与安全管理小组的基础作用，规范化运作每一个科室常态化的质量管理工作，倡导全员参与质量管理与改进。

成立专职的质量管理办公室，负责医院标准化建设与系统性全面质量管理理论与方法的推广应用。对医院制度与操作流程进行文件管制，建立制度拟定、会签、审签、批准、发布、作废的统一流程，为临床和管理部门提供较为完善的规章制度。逐步建立院、科两级的质量监控指标数据库，动态衡量医院整体和各部门的结构质量、过程质量与结果质量。从中科学分析，不断寻找质量提升空间，采用FOCUS-PDCA和品管圈等方法，组织实施医院各个领域的持续质量改进。除此之外，浙医二院还学到许多标准作业流程的改变，标准专项训练的对接，从上至下的品管圈管理模式，激发下层团队的积极性。两院建立了影子计划即一对一对接辅导，让万芳品质和管理的理念深入人心。

令人欣慰的是，这一切的学习和改革都落在了实处，以护理部从2011年开始的品管圈活动全员推广工作为例：

为了使全员推广活动能顺利完成，护理部制订了详细的策划方案和甘特图。

为了让第一次参与的圈能够开展圈活动，护理部进行了分批入门培训，并让已开展过QCC活动的圈进行一对一的全程辅导。

为了让每个圈活动能够顺利开展，护理部成立了培训辅导小组，组织开题报告—中期报告—终期汇报，在QCC活动的关键步骤进行点评与分析，及时予以指导。

为了提高圈员的成就感，护理部进行了隆重的评比和颁奖。

为了提高圈员的自信和现场汇报能力，护理部组织了演讲技巧培训。

为了分享品管圈的成果和学习经验，护理部成立了QCC专栏。

整整一年，58个品管圈，600余名圈员的共同努力，护理部收获了巨大的有形成果，发展了过程管理和预防管理的概念。同时也收获了丰富的无形成果，培养了一批出色的圈长，提升了护士品质管理的能力和意识。

万芳医院始终秉持"文化立院，品质立身"的理念，通过短短十余年的发展，已经成为了台湾最有影响力的综合性医院之一。医院文化及管理理念虽大相无形，但这种意识的能动作用一旦被有效激发，

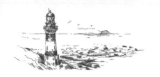

就能转化成宝贵的财富，为医院营造良好的工作背景，对每个员工产生潜移默化的影响和熏陶，形成医院员工良好的思想品质和正确的价值观，使员工自觉为医院建设的目标而奋斗。我院通过标杆——台湾万芳医院，使每一位员工受到感染，把质量当做是工作的一部分，而不是额外的一部分工作。在这种文化氛围中医务人员会将服务质量的好坏作为评价自己工作成效的重要标准，医务人员会自觉自愿去完善自己的工作，不断提高医疗服务的质量。

"忘记背后，努力面前，向着标杆直跑。"是一句耳熟能详的西方谚语。标杆是前进的方向，效法的榜样，也是不断努力的动力。万芳医院成为了我们的标杆，我们也将成为许多国内医院的标杆。百舸争流，激流勇进，我们必定能做到与时俱进、引领未来。

管理不在于"知"而在于"行"。为了准确衡量"行"出来的结果，管理者要建立各种标准。他要把这些衡量标准的含义和结果通报给他的下级、上级和同级。唯有衡量，才会知道结果，唯有知道结果，才能调整过程，进行改善。台湾医院质量标准深入人心：从清洁工到医护人员，每一项工作都在按照相关标准实行。在大陆许多医护人员行动的依据仍是经验和习惯，而不是质量标准。

所以，只有深度合作，才能学到实质，用在实处。两岸合作要重在持续性、连续性，有重点项目作为主线，制订周密的计划组织实施。交流不只呈现自己的亮点，还要勇于暴露问题，才能获得专家的悉心指导，从而在医护人员的意识形态方面产生真实的改变。

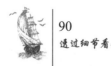

制度成就卓越品质

陈健

延世大学是韩国历史最悠久的大学，也是实力最强的大学之一，其排名常年稳居韩国前二。延世大学的医学院作为韩国历史上最为悠久的现代化医学院，有着举足轻重的地位，通常是韩国学生高考中的首选。医学院拥有优秀的师资力量，许多知名教授都是学院自己培养出来的，大批临床、科研及教育方面的人才又源源不断地从他们的课堂里走出。

延世大学医学研究中心是韩国医学领域的先驱，它包括癌症中心、心血管研究中心、世博兰斯医院等。因其拥有最新的科技力量及教学方法而成为韩国医疗教学方面的带头人。这里的医学研究中心将临床研究和基础研究结合得非常紧密与融洽，正因如此，才能得以在医学知识和技术领域不断地保证更新和保持领先。

就先进性方面举个例子来说吧，当时我的导师Noh Sung Hoon教授做一台胃癌根治性手术只需2个小时就够了，而且过程非常精细，完成手术后不用给病人插胃管，不用腹腔引流，整个手术过程中患者几乎很少出血，术后恢复快，并发症极低；这样的手术，我的导师一年能够做600台以上，居世界第一。反观国内，当时做一台这样的手术至少要3个小时，而且手术过程出血量偏大，术后病人还要插上各种管子，

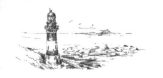

并发症率也相对较高；由此可见延世大学医学院在胃癌领域的领先地位。

而我去延世大学的目的正是学习它先进的胃癌诊治理念和技术，心中自然期待不已。

初识延世，最初的不解

2002年我终于来到了梦寐已久的延世大学医学院癌症中心。掩饰不住内心的狂喜，进去后发现那里整洁有序：干净的地面上看不到一丝灰尘的痕迹，每个人的办公桌也都整洁得如图书馆里的书架，实验室更是一尘不染！每个人都在做自己的事情，整个科室的气氛就像是一只机械表，每个零件各司其职，共同完成一个目标。

此时的我，惊叹于延世的秩序；但是约有两三个月的了解后我就觉得延世的秩序真是太死板了：真搞不明白，韩国人怎么会乐意被这样死板教条的规章制度所制约。

在延世，我的教授对学生们的个人行为不会有太多的约束，平时也不会督促学生们抓紧时间学习，但却要求学生们定期做报告：每周有半天报告的时间，风雨无阻，且从来没有通融的余地。他们的上下级权限非常明了，长幼尊卑也分得很清，更奇怪的是他们竟然从不越级！他们早上的查房特别快，主治医师只是在病房里转一圈，跟病人说下"Hello"而已。他们有一个不成文的规定：不能在病人面前讨论病情，所有的医生只能微笑着来微笑着离开，所有对患者病情的讨论全在办公室内完成。他们开会的时候只能穿正装，有一次开会前我刚完成开刀房的工作，来不及换下开刀房的衣服急忙赶去，结果教授不仅没有表扬我的敬业精神，反而因为这事责备我太随意！当时我心里觉得，这群韩国人真是不可理喻。他们的员工考评极其没有人情味儿，他们的医疗团队往往有固定的正式员工编制，其他的都为临聘人

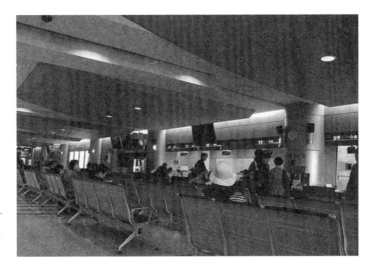

延世大学附属医院候诊大厅

员或fellow；所以每两年的考评便会改变这些人的命运，定时定量，进入固定编制数的医生成为正式员工，而其他人员则降为临聘，一点情面都不留。

理解延世，由衷的赞赏

这些不解折腾了我很长一段时间，医院该怎样对待它自己的员工？医生又该怎样对待他的病人？一些教条般的规定是否必要？当我进一步了解延世的时候，我发现延世的这些现象真的是令人赞赏的，而并非我想象中的不近人情。

首先，教授带学生的方式主要是为了锻炼学生的自主能力，而他们的尊卑界限其实是对知识的尊崇，简单的查房是为了减轻患者的心理负担；其次对于员工的严格要求则是完善员工的技术和心理素质；最后将无法治愈的病人转入下级医院则是为了节省资源，避免不必要的资源浪费。这些其实并不死板，反而显得灵活而理性；不觉间，对延世的反感转为了赞赏，而更让我赞赏的则是他们的医生培训制度和

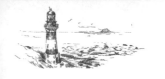

患者就诊制度。

延世的医生培训制度完全跟美国一样，先是4年本科，与医学专业无关，然后系统学习医学专业4年，然后还要在医院临床一线做住院医师轮转4年，之后才算是通过了基本的培训；这里要插一句，住院医师在开始轮转的时候，由自己申请医院，在他们去第一个科室轮转的时候，所有的轮转计划便已经排好了，中途换专业要重新开始。12年的培训并不意味着他们拥有行医的资格，他们还要经过层层考核，一个等级一个等级的考试，才能取得相应等级的行医权，韩国的医生执照是全国统一的，包括私人医生在内，对自己的诊治都负有法律责任。

长达12年的培训让医学生们的医学基础知识非常全面，而层层细致的考核又保证了医学生们各方面知识都掌握得极其熟练，自己对自己的诊治负法律责任则使得他们在诊治病人时必须格外小心。这样培养出来的医生便可以放心地放之于社会，并造福于社会。这样的培训制度让人不得不佩服。

延世的患者就诊制度也让人佩服之至，其大概的流程是网上预约—诊治—治疗后服务。具体而言，病人要首先到下级医院进行初步诊断，然后拿着诊断书预约延世的门诊，病人可以选择自己想看的医生，病人确定医生后，便可以网上预约或者电话预约；但是有些医生可能会很忙，医院也提供更换服务，病人可以在诊治前更换医生，确定医生后病人几乎不用再做什么事情了，会有专门的护士通知病人具体哪一天什么时段来医院检查，然后具体什么时间做手术，手术后医院会给每一个病人发一个U盘，U盘里的内容包含具体的复诊时间，医嘱等，也可以上网查询。

这样的就诊流程看似麻烦，实则既保证了医院的服务，又节省了医患彼此的时间，可谓一举三得。而我也从最初对延世制度的不解慢慢地转化成了赞赏。其实不仅仅是医生培训制度和患者就诊制度，延世的制度很多，很精细，而且大多看起来很难操作，实则不然。延世只是将制度跟操作有机地结合了起来，可以说延世的制度就是精准的操作流程说明书，作为员工你甚至连脑筋都不用动，只要认准自己的位置，按照制度做好分内的事就行了。因此可以这样说，延世之所以拥有如此的声名，与其有效的制度不无关系。

回国后，我对延世精准而细腻的制度依然赞赏不已，国内医院医术及术后服务方面我们也可以以延世的标准来要求自己，"The first, the best!"不断冲破自我，更新自己。

在这样的理念下，我们浙医二院外科开展了浙江省历史上第一例腔镜胃癌手术，同时我们也加强了与延世大学医学院癌症中心的联系，多次派人前去深造。

我们也深知自己与延世之间存在的差距：未来，我们任重而道远。

延世大学医学研究中心的制度可谓精准周全，具有极强的生命力，能够渗透到员工行为举止的方方面面。刚开始的时候，贯彻先进制度看似费时费力，然而随着时间的发展，制度的益处便体现了出来。甚至于"员工甚至连脑筋都不用动，只要认准自己的位置，按照制度做好分内的事就行了。"在医院坚持管理水平与世界先进水平同质化的过程，是一个循环往复、步步推移的过程。成功的制度改革和绩效管理要激发起医院员工改变自己的愿望，从他愿意改进之处和易出成效的方面开始，使他知道要做什么，应如何去做，还要创设一种鼓励他改进绩效的环境，帮助他们建立信心，树立榜样，在他们获得改变后应及时鼓励；在他们改变未果之后，继续讨论，寻找原因。

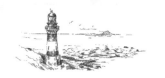

从 Case Manager
到全程延续服务模式的建立

宋创平　赵华

　　早在上世纪60年代，美国就开始推行健康教育，并逐步形成了一套科学完善的体系。美国医院十分重视对病人的健康教育，将其作为护理教育的组成部分。他们每天要按计划深入病房，对病人进行有关医学知识的宣教和自我护理训练，并且各个医院都有一套较系统、科学的宣教资料。

　　在Upstate University Hospital，每天下午的一个固定时间段，有一支专业的队伍查房，他们分别由Charge nurse，Social worker，Case manager，Pharmacist和Fellow组成。这是一支角色分工明确"配合作战"的"混合编队"——团队里的每一个人都从自己的专业角度出发，全面评估患者情况。

　　据我了解，他们的具体分工是：Charge nurse负责汇报患者当前病情变化情况；Social worker主要了解患者社会家庭支持系统，患者是否有社会问题，包括患者出院后的去向；Case manager主要负责患者在整个住院过程的个案管理，包括患者的保险相关状况，经常由高年资、高学历、有经验的护士担任，及时在病房了解患者的治疗经过；Pharmacist主要负责对患者进行用药的规范化指导等工作，包括药物的出院宣教；Fellow则要掌控患者的整体情况，与Attending一起

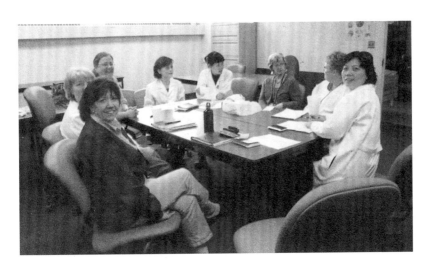

Upstate University Hospital的
Case Manager讨论会

对一些治疗作决策性决定。美国各级健康教育机构均有完善的健康教育网络，同时制订了严格的健康教育质量控制标准。一个医院的健康教育工作是由团队合作完成的，团队成员主要包括医生、护理人员、社工等，每个人在健康教育中担任不同的角色。

Miki女士是一位让我肃然起敬的Case manager，脸上布满了皱纹，但依然神采奕奕、精神抖擞。凭着她30年的工作经历和出色的工作表现，在医院竖立了良好的口碑，她既是高效的沟通者——具备基本的医护常识，又是病人的照护者和教育者。每当病人入院，Miki便迅速地与病人、主管医生及保险公司建立联系，让三方能在第一时间内无障碍地沟通，这是医生能快捷、精准地诊治病人的重要一步。同时，她要随时关心病人的病情和保险的进展情况，因为她深知如果病人的保险已到期或费用超过保险公司承担的范围，病人的利益将会受到影响，她必须及时告知医生，并且通知患者及家属。一旦病人可以出院，她还要详细地与家属沟通具体的出院方式，并联系病人的家庭医生和护理人员。Miki告诉我，她还有一项非常重要的工作，就是

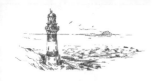

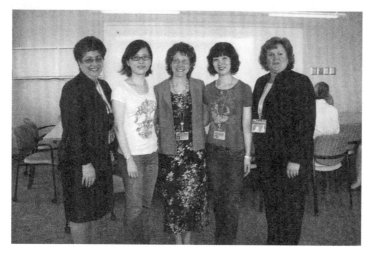

宋剑平（左二）与优秀的manager合影

病人出院后六周内，她必须对该病人进行随访，以了解病人的康复情况，同时指导病人准确合理地用药，并确保病人在家中得到合理的照护。总之，对病人来说，她担任了代言人的角色，尤其是出院后提供了良好的信息反馈和后期医疗服务；对护士来说，她要承担与患者沟通和教育的工作，非常烦琐，但必须做好；对医生来说，她要及时地提醒医生，确保合理利用医疗资源，避免不必要的医疗纠纷；对医院来说，既提高了病人的满意度，又确保了医疗资源效益最大化。Miki常对医生讲的一句话"Your patient is also my patient!"，这句话让我对Case Manager这一岗位的责任和意义有了更深刻的理解。从她讲述时眼神中所透出的精气神，我能判断出这绝不是她的一句戏言，显然她已把这句话深深地植入了她工作的细节之中。这是我在美国学习时认识的一位敬业的Manager。其实，在Upstate Hospital，这样敬业的人员还有很多很多。这些敬业的Manager为病人提供治疗、用药、心理、康复甚至社会支持保障的延续服务，让病人的全程延续管理取得很好的效果。

　　我在内科病房进修时，有一位老年痴呆症患者，他是一个独居老人，生活无法自理，因急性肺部感染入院，需要住院治疗一段时间后才可以出院，但是因痴呆原因，与多家护理院联系都难以入住。针对这一难题，负责该病人的Social worker每天不断为其联系不同的护理院，最后终于有一家护理院同意接受。当患者出院那天，除了责任护士不断地做疾病健康教育之外，Charge nurse、Case manager耐心地与前来接收老人的护理院进行交接班，告知他们对老人需关注的问题，Pharmacist则重点交代出院后使用药物的注意事项等。

　　这件事情，让我深刻地体会到在一种完善的健康教育模式中，不同的角色都有其重要的作用。作为保护和促进人群健康的手段，健康教育已受到世界各国的普遍重视。美国实施系统化健康教育的形式多样，如对患者采取集中授课、主管护士个别指导、同病种患者现身说法、患者俱乐部等多种形式相结合。他们的健康教育资料有的是编印成册的文字资料，也有在任何公共卫生机构随手可及的各类宣传单张等，深入浅出地解释人体生理、病因、预防、治疗等，方便患者的理解。

　　我院为了更好地服务病人，参照美国等医院先进的管理模式，结

回音壁

为了患者的方便，医院实行预约诊疗、落实周末服务常态化，缓解门诊"拥挤现象"；还合作开通了全省第一张具有预约挂号和先诊疗后结算功能的医银卡，并不断克服各种困难和阻力，稳步推进医银卡的推广使用；此外医院还率先建立了日间手术中心，让患者在住院当天就能出院的设想成为现实。

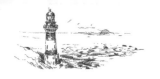

合国内医院和病人的特点，率先建立了随访制度和流程，已初步搭建起全程延续服务的模式，由护士承担医患之间沟通的桥梁，在一定程度上起到了Case manager的作用。考虑到医患之间实时互动可以起到更好的沟通效果，我们选择以电话回访的方式对出院病人进行跟踪随访，第一次随访在病人出院后2周内进行，通过了解病人出院后的治疗效果、病情变化和恢复情况，更进一步地指导病人如何用药、如何康复、何时复诊等，并接受病人的各种健康咨询。现在，每天有约160位出院病人正愉快地接受着我们专业人员如Miki女士一样负责细致敬业的回访咨询。

与美国相比，我国对住院病人的健康教育尚在起步阶段，还没有形成制度和规范，宣教资料也十分匮乏。因此我们学习和借鉴了美国的经验，作了一些尝试：

首先，探索健康教育内容的网络化。我们各科室开始撰写一些供医务人员和患者使用的健康教育资料，由医院对这些内容进行规范整合后，上传到医院的网站上，医护人员根据需要，随时可以下载、打印，并提供给患者。这些资料的内容，我们定期地更新。

其次，探索健康教育形式的多样化。对老年患者，采用重复说明甚至卡片记录的方式以便记忆；孩子则采取生动活泼的图片对家长及小孩进行教育；针对文化层次较低的患者采用通俗易懂的语言、图示等简单的方法深入浅出讲明道理，真正做到以人为本。目前浙医二院正在开展的"Day surgery"，就是一种健康教育的形式多样化模式。当患者来预约入院时，有一次面对面的疾病教育，由护士为他们发放对应的宣教单。确定患者手术日期后，医院给他们打电话提醒一些需要注意的事项。手术当天，我们还会再对患者和家属进行一次面对面的健康教育。等到手术结束，医护人员根据患者的病情给予表单化教育，强调注意事项，还规定术后要进行24小时的常规跟踪电话随访，以及不定期的电话随访教育。

　　另外，我们还积极探索健康教育信息的完整化。随着国际交流的普及性，外籍人士的频频就医，目前我们在逐步开展健康教育内容的中英文双语训练，以满足不同语种患者的需求。

　　我们的全程延续服务已取得了一定的成效，但与国外Case Management的工作内涵还有一定的距离。Miki女士的口头禅"Your patient is also my patient"就充分说明了高品质服务背后的人文内涵。高品质的服务，不光是满足服务者的期望，更重要的是满足和超越服务对象的期望。我们应进一步深化延续服务理念，关注患者的需要，并对随访内容做更高层次的标准化科学处理。品质随访，作为衡量医院延伸服务的一颗重要砝码，会大大提升病人对我们医院服务品质的满意度。

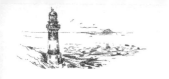

制度方便你我

徐彩娟

一直以来，我常听说美国医院的制度很完善，他们的管理有序，执行有效。同样我们医院的制度也很全面，但是执行起来总感觉有一定的困难，我一直不知道问题的原因何在。

2011年上半年我有幸作为交流学者在纽约州立大学附属上州大学医院交流学习。在这里，我不仅见证了一项新制度诞生的全部过程和制度建设背后以人为本的服务理念，也深深体会到完善的制度管理不仅让人容易遵守和执行，也帮助人们解决问题、保护自己的利益，这些让我对曾经的问题有了答案。

记得我刚到美国的第二周，有一天傍晚，由于跟随带教老师制作一个静脉操作的宣传资料而延误了下班时间，等我回到自己的办公室时，发现办公室外面的一道门已经锁上，而我又没有钥匙。当时，天已经黑了，我试着打电话给我的带教老师，可是她也没有钥匙（带教老师是专科的老师，不在护理部上班）。但她很快想到打开电脑，在应急流程中找到办公室门锁管理及紧急开启的流程制度，并帮助我打电话给保安人员，经过一系列的操作流程包括身份核对、开锁、签名确认，最后成功地帮助我进入办公室。这件事让我深深体会到他们不仅在制度的设计上非常完善，而且很容易让员工们记牢整个流程并且通过这项制度找到相应问题的处理方法；他们的制度不只是为患者服务，在员工遇到偶发事件不知所措的时候一样能提供有效的解决方案，充分体现了以人为本的理念。

打开上州医院院网，在首页上有制度专栏，里面集中着全院的各种制度、流程、表格、手册、各类指南。制度分一般制度和部门特殊制度。一般制度指与大部分员工相关的，包括公共制度、质量管理、医院感染、护理部制度等。专科制度按不同的科室名称排序罗列。全院所有部门的各级制度、流程、表格都按字母顺序编号，员工必须遵守的规范都能够在院网上查找到。每一类制度打开后第一页是目录，查找起来非常方便快捷。

受此启发，我们回到医院就开始对现有的护理部制度进行分类、统一编号、统一格式，内容重新审核修正。虽然有关制度的工作繁杂、牵涉面广，所幸有医院领导和护理部的大力支持，经过一年的努力，已具雏形。

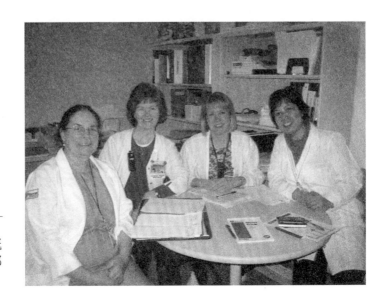

美国上州医院
制度小组的部
分成员在讨论

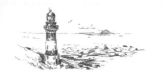

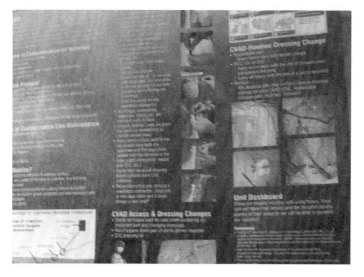

美国上州医院导管维护的宣传展板

制度的制订，重审流程是最复杂、最细致的一个环节，也正是体现了制度的人性化。整个过程包括：申请编号、完成初稿、征求科室意见、递交制度小组审核、递交医院执行委员会审核、网上全院征求意见、试行稿、评价效果、形成制度终稿。

我在外科监护室学习时，碰到一个病人血糖波动幅度较大。护士提出，按照常规流程汇报医生处理病情不够及时。为此科室联合医院其他监护室共同讨论，希望通过医生确认病人血糖目标值，并制订具体胰岛素用量的调节方案来优化原有的流程，提高执行的效率。接着她们在科室进行现状调查，分析监护室近一个月的血糖控制、胰岛素使用等数据分析，邀请糖尿病医学专家、糖尿病教育及专科护士、监护室临床护理专家、药剂师、制度小组成员共同参加讨论，初步拟定制度主要内容后向医院制度管理小组申请制度编号——即要求建立制度的申请。小组在审核现有制度与新建制度无交叉、无重复后，一周后给出审核意见，包括同意创建制度、相近制度及相关制度的名称、

透过细节看文化

新制度的编号。至此，制度创建进入了由下至上的、严谨的流程，不仅确保了制度之间不重复、制度的科学性，而且相关科室的人员对新制度的创建背景和内容已经非常熟悉，为后续新制度的培训、执行打好了基础。这种自下而上的制度制订强调了全员参与，鼓励员工突破各自科室的边界，与其他相关科室的员工进行沟通、讨论、交流，群策群力，使每个人的能力和价值得到最大限度的发挥。

回音壁

为了让医护人员更专注于服务患者，我们在制度建设方面做出了以下尝试：策划"行政服务月"活动，推行各种服务改进项目；开设夜食堂，为临床医生提供晚餐和夜宵；医院增设物流配送系统，临床护士通过电脑下单，后勤工作人员立刻送货到位。

制度制订以后就是执行和评价。相对于国内较多制度背诵、笔试考核方法，他们在制度执行初期会有较多的反复宣传，形式丰富多样，并实地看具体制度的执行情况。对于应用频次不高的制度，注重让大家知道有此制度，并知道在何处可以获得制度的内容，不需要说出或背出制度内容。在我到达上州大学医院的第二周，就有幸参加了静脉小组的深静脉导管维护制度修订后的宣传活动。展板的制作突出了制度修改的主要变化内容、变化产生的背景、修改后制度的科学性（用研究结果数据说明）；宣传当天的实物操作准备；临床各科室的宣传资料的发放；每天进入两个病区，进行静脉导管维护状况的实地查看、进一步加深制度的宣传和落实。这些宣传活动，帮助我了解制度产生的背景，让我很快能熟悉制度，而且会给人一种很深的印象，让人自然而然地去遵守新制度。

反思我们的制度建设，在制度的制订、重修过程中相对粗糙，使

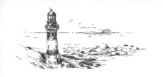

得制度容易浮于表面。在近一年中我们结合医院的特点，试着制订了制度的制订和重修流程，并努力在现行新增制度的过程中渗入美国制度建设的精髓——由下至上、注重宣传、注重综合、把握原则、避免交叉、科学评价。所以我们成立了制度小组，对制度创建进行审核，由制度使用单位进行初稿书写、规范制度的意见征求，加强制度的宣传，改革制度的考核评价方法。

在上州大学医院学习的三个月虽然很短暂，却是我人生中最宝贵的一次经历。我们相信没有最好，只有更好。我们医院的制度建设还有很大的发展空间和改进空间，而我们会将这空间逐渐缩小……

打开世界的窗户看浙医二院，我们意气风发，扬帆起航。

"由下至上、注重宣传、注重综合、把握原则、避免交叉、科学评价"是上州大学医院的制度给人的直观感受。对国内医院而言，如何避免制度建设的粗糙与表面化，除了在制度的制订和重修上下工夫之外，还要注重宣教，更新观念。让医护人员"知其然"并且"知其所以然"。这样他们才会渐渐生发出主动性，渴望发现工作中的问题并予以改进，"以患者和服务对象至上"的核心价值观要求制度的制订和维护者深深地明白制度是"服务人"，不是"辖制人"的。只有把"以人为本"落到实处，才能真正做到职能科室为临床科室服务。

"一目了然"推倒教育"围墙"

吕敏芳

　　大凡做护士长的可能都有一种特质：遇事喜欢知根知底，做事追求完美无缺。因为在管理层，"知其所以然"和"知其然"是同样重要的，而护理工作"持续"的"质量改进"也无形中影响着我们追求的境界。

　　但是，有些事物并非你努力了就能改变，一味地在原来的基础上改良再改良，有时就会被乱象困扰，陷入窘境。此时如若你能抬起头，重新思量，重新布局，采用新的策略，结果便会是另一种景象。

　　在香港东区医院的交流就给我一种豁然通畅的感觉。

　　东区医院所有区域的收费处、检查处、治疗处、住院部、甚至食堂都没有过多的人排队，每一个窗口的服务最多只要3～5分钟就会解决问题。医院里没有吵吵嚷嚷此起彼伏的询问和对答，有的只是安静和温馨。

　　这样的文明和秩序难道仅仅是因为香港人高效率的工作？在十天的学习中，我一直在寻找着答案。

　　医院内目光所及之处，张贴着各种告示、活动通知、警示标语等；当然最多的是疾病宣教，虽然多，却非常整齐，有固定的框架，大小一样的纸张。不同区域宣传内容的侧重点不同。比如病区的走廊张贴的是疾病知识，以非常卡通和简洁的文字进行表述，通俗易懂；

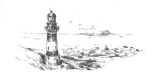

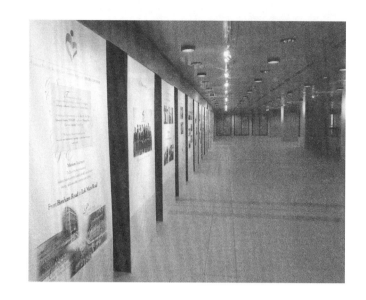

香港东区医院
贴满宣传指示
的走廊

病区内部放置各种可以随意取阅的疾病小册子，图文并茂，对记忆力下降的老年人尤其有益，可以帮助强化理解；病房的洗漱间贴着"不要在洗手盆里倾倒食物残渣"，护理站吧台下张贴着很多工作流程和操作流程，办公室挂着病人活动电子告示板，每个病人的床头墙上都插着各种提示牌，如"左耳听力下降""卧床休息"等等。在门诊显眼处，是医院文化、理念和员工心声的展板以及健保政策信息公示栏等。收费处入口就贴着如何付费的流程，让患者在等着付款时就可以阅览，很多问题便不必等到排好队了才发现，然后再重新排队。职员宿舍的大厅贴着求职、心理咨询、如何应对危机等方面的信息，有时还有产品展销及商场专为医护人员打折的福利信息等。食堂付款的POS机上贴有付款提示，各种饭食分区发放，卤味、面食、盖浇饭都有提示牌，你想站错队都不可能。

　　该警告的、该提示的、该遵守的……这些包罗万象的标识语都在视力所及的范围，而且布置得既有规划又有分类。凡是患者需要的信息它都有，凡是需要告知的一律明白示众。清晰自然，美观大方，你不会觉得它糟蹋了环境，只会感受到一种善意的提醒和便利的愉悦。

香港的东区医院这种全开放的宣传和教育模式彻底打开了传统教育僵化的思维，推倒了灌输性教育理念的"围墙"。它无需再让我们医护工作者去一遍一遍地向服务对象说教，而是采用最直观的形式植入人的记忆，达到强化理念和行为的目的，真是"无声胜有声"。

发现水的肯定不是鱼，因为鱼生活在水里。对外交流让我们不再坐井观天，绞尽脑汁而毫无所获。外面许多成功的医院管理案例会带给我们唾手可得的欢喜。当你抬起头，仰望璀璨星空，在感慨造物主伟大的同时，也会得到别样的启示和思路。

精细化理念并不是新鲜的"舶来品"。在中国，精益求精的追求古已有之。老子说："天下大事必作于细，天下难事必成于易。"国外许多医院的环境令人赏心悦目，办公场所、食堂、仓库均是亮丽光洁。这与他们的"5S管理方式"是分不开的。5S在日语中是指整理（SEIRI）、整顿（SEITON）、清扫（SEISO）、清洁（SEIKETSU）、素养（SHITSUKE）等五个项目。二战后，日本式企业将5S运动作为管理工作的基础，推行各种品质的管理手法，对于塑造企业的形象、降低成本、高度的标准化、创造令人心旷神怡的工作场所发挥了巨大作用。

香港东区医院包罗万象的标识语就是环境管理的一个例子。我们要在这方面不断努力，完善标示，美化环境，放映宣传片，还要健全志愿者服务和导诊服务，从而满足患者更高层级的需求。

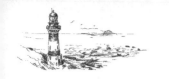

对外交流感言

　　我发现美国医院的抢救车管理非常规范，各科不仅定点放置，而且抢救车内的药品、物品齐全。抢救车和除颤仪一体化放置。同时，他们的基层医护人员、药剂师、工程师、护理专家、行政人员全程参与抢救车的管理，各部门的衔接工作做得恰到好处，分工明细，更加专业。各个部门齐心协力服务于临床的抢救工作，不仅可以保证抢救的质量，也提高了抢救成功率。在美国医院的抢救车管理流程上，临床医护人员使用抢救车后，不需要自己添齐用掉的物品，也不需要查有效期、核对、贴封条等，只需电话联系后勤工程部，后勤工程部会用备用抢救车来替换用过的那辆。用过的那辆抢救车会经过认真地检查，药剂师会负责补充药品，工程师负责物品的添加，封锁后放在后勤工程部备用。在这个过程中，护理专家会负责质量的全程监控，有问题及时反馈。相关人员负责对全体医护人员的培训考核，都能熟练应用抢救车，在抢救病人时临危不乱。

——徐敏

　　美国阿兹塞太平洋大学（Azusa Pacific University以下简称APU）的岗前培训在形式和方法上跟我们国内的岗前培训有很大的不同。相比于我们国内岗前培训中，组织者太过注重现实和要求新进人员来配合我们的工作这种情况，APU的岗前培训则更加注重作为组织者自身所应承担的提供更好、更完善的培训的责任和义务：比如他们会很注重自己在讲课时用语的合理性，PPT是否做得完善，是否照顾到了每一个学员的需要。在APU，"Excellence in Health Care, Putting People First"这句话随处可见，APU的培训者们则更加重视自身的责任，她们总会时不时地问："这样行吗？""您觉得这样教可以吗？"……

——周莉莉

美国北奥斯汀医学中心品质办的专家在评估不同岗位员工的时候，是那么放松自然、平易近人、谈笑风生。而且当员工回答完整后，他们还当场奖励咖啡券一张，员工的脸上流露出灿烂的笑容。在评估中，每当发现问题时，专家们首先要探究医院管理的系统问题，而不是对个人进行严厉的批评与指责。

护理质量评估的最终目的，是将护理质量标准融入护理工作，所有常态化工作护士都能按标准准确无误地执行。如今，常态化的护理质量评估方式正逐渐被护士接受和推崇。如何减少质量检查对护士的困扰和压力，改进护理质量评估方法，寻求检查和被检查之间的平衡点，都是我们正在追寻和努力的方向。

——王华芳

在万芳医院采购办公室，员工办公桌上一张普通的采购单引起了我的注意：采购单上一个个红红的印章，印章的内容是日期，有四五个之多，每个印章上面都是手工签名。这是一张普通的采购单，采购对象是一批医用卫生材料，但是为什么要经过各个部门层层审核后敲上这么多印章呢？原来，他们连电脑的错误也列入考虑范围之内。

这个采购单从使用部门到采购室，中间经过了使用部门负责人审核、物质库房汇总、库房负责人审核、采购室经办人员接收、采购室负责人审核等多道审核，每个工作人员收到采购单要先在采购单上盖

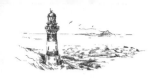

上日期章，办完事后签字。在此同时，他们也要进行网络审核。在这里，一般普通耗材的采购流程不超过两天，常规医用设备的采购不超过一周。如果一个采购单超过既定时间完成，就很容易找到在哪个环节出问题了或者拖延了，找到原因所在，予以注意和处理，以便提高今后的效率。

在我的对口专业——资讯室和总务室，考察万芳医院的设备、耗材的采购和物流管理，万芳部门内部以及部门之间信息化管理之完善也让我动容。我们缺少的不是好的制度和流程，而是制度和流程是否有好的执行力。如果说好的执行力是果子，那么医院的内涵文化就是大树，当追求卓越和高效成为每个员工的思维模式和做事方式时，"患者和服务对象至上"的价值观就能散发出其真正的芳香来。

——娄海芳

我们在参观万芳医院的IT机房时，引领陪同的资讯室机房管理员认真宣读了进入机房后的注意事项，告诫不得携带摄影器材以及其他电子设备进入机房，并要求我们在"资讯室机房登记本"上签字。当换好拖鞋，通过门禁系统进入机房之后，我再一次被细节折服了。

机房不大，设备并非最新最先进，但是却整洁有致，没有任何多余的杂物，机房顶部的摄像头可以对整个机房进行无死角的全方位监控。我注意到几乎大部分机房设备上都挂着一张小卡片，详细记录了设备的档案信息和维保信息，管理员解释说为了便于管理，每台机房设备都建立了这样一张"资讯室机房设备记录表"。通过机房管理员的介绍，我了解到万芳资讯室在机房的管理上建立了严谨的"机房管理标准规范"，并约定在出现异常状况时，将依据"咨询安全事件管理程序"进行处理。"一个流程的输入是另一个流程的输出"，我突然意识到这是ISO流程管控的一个典型范例。当我们完成参观离开机房时，仍然被要求在"资讯室机房登记本"上签字。"在JCI评鉴时，评审官可能会根据登记本的出入登记信息与机房监控录像进行比对来核实记录的准确性"，机房管理员的说明不禁让我再次感慨。至此，我对万芳资讯室主任所强调的"资讯安全是一个流程而非仅是技术产品"一说有了更为深刻的认识。

——许杰

教学片《RCA（Root Cause Analysis）会议》刚播放完，我院的领导和主任们都迫不及待地与授课的老师讨论起来，因为影片中的情景是我们临床很有可能遇到的困境。一位COPD病人因为在急诊室因为值班医生忙于其它病人没有得到很好的诊治转至胸科病房。胸科病房转科的时间又正好碰上了护士交接班时间，病情没有很好的交接，医生也没有及时查看病人进行恰当的处置。第二天凌晨病人呼吸极度困难，需要转送ICU时，因为医院没有电梯控制机制，转送过程中病人一直进不了电梯，好不容易进了电梯，携带的氧气消耗完毕，这时候病人的呼吸停止了。在召开RCA会议之前，医品部的人员已经向当班的医生护士和家属全面了解了整个过程，到会议时由分管副院长主持，急诊科、胸科、总务部门、医品部的负责人共同把病人在院的各个环节逐一分解讨论，把不良事件背后的原因一一挖掘，最后顺藤摸瓜理顺了各个相关的流程。"我们要的就是这个，RCA会议可以帮助我院减少很多'救火'行动"，有人如此感慨。

——杨明丽

万芳医院、振兴医院和林口长庚纪念医院都开展了慢性病连续处方笺调剂服务（Chronic Disease Medicati on Refill），对于病情稳定的慢性病患者，医生开门诊处方时处方量为三个月量，但每次只

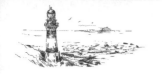

能配一个月量的药品。第二次、第三次来医院配药时，患者无需再到医生那里，只需直接付费刷卡，然后到门诊药房Refill专窗取药，也可以电话或网络预约领药。

而这三家医院的门诊发药时会把所有的药品外包装去除，调剂药师将一种药品塞到一个类似中号信封的袋子中，袋子的正面是纸质材料，抬头为"药品使用说明单"，打印了患者和药品的重要信息，例如生日、体重、药品裸片正反面的外观和颜色（振兴医院甚至采用彩色打印）、药品的临床用途、使用方法、图示服药时间、副作用、注意事项以及预约复诊信息。门诊药房采用流水线高效作业。以林口长庚纪念医院门诊药房为例，配备4台高速静音型药袋打印机和两条流水线传送带。每天门诊处方4000张。从医生开具门诊处方到患者取药只需10~12min（内部质控指标为15min内）。

此外，这三家医院都具有独特的新药申请采购流程。遵照JCI评鉴"每年度做院内药品分析"的要求，万芳医院一年召开6次新药引进讨论会，在这些会议上顺便讨论院内药物应用情况。每次集中一个专题（例如心血管系统疾病药品、精神系统疾病药品等）。万芳医院、双和医院和北医附设医院三家医院联合召开新药引进讨论会。每个新药提请医院讨论时，均需缴纳3万台币手续费，无论通过与否均不退费，以用于药师技术评估、药物经济学分析以及医院整个流程作业的营运。

在用药安全方面，三所医院都予以高度重视。三家医院在用药各环节均实行了有效的电脑防误机制如药物相互作用处方自动审核系统、药物疾病相互作用自动查核系统、重复药物警示、药物极量警示、药物是否可以磨粉掰半警示、针剂输注浓度及速率、发生药物过敏史后的处方管控等，通过电脑信息化管理，使医生处方时即可杜绝用药差错。

——周权

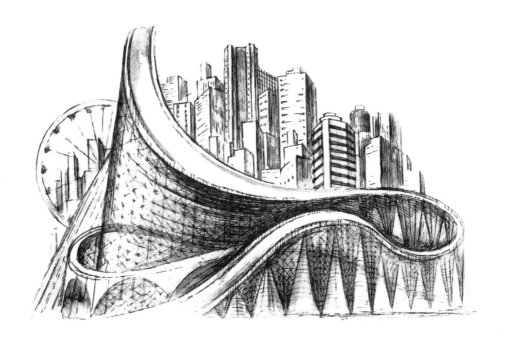

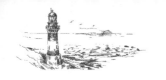

梅奥医院精神浓缩起来主要有二：如何对患者好，如何对员工好。对员工好就是给员工以平台、以鼓励、以希望；而Mayo的患者对医院的回馈就是它对患者好的最大收获。

任何发展，都会在前进中受阻、在受阻中突破、在突破中飞跃，我们如果停留在想不通，那就不会有进步。我们"建设具有鲜明学科特色的品牌医院"的目标坚定不移，我们的方针、政策、人才必须与之相吻合，优秀学科的规划也必须与之吻合。

有三句话对我们启发很大：一切立足干成、一切在于较真、一切皆有可能。我相信：我们的目标一定要实现，我们的目标一定能够实现。

——王建安

安全体现在各个角落

陈正英

　　我来到美国马里兰州的巴尔的摩市时，正值金秋时节，澄澈的天空、湛蓝的海水以及倒映在玻璃幕墙上的褚红色老建筑，这个美国东海岸最重要的海港城市给我的第一印象是幽静、典雅同时又极富时代感。

　　位于北沃尔夫街600号的霍普金斯医学院是我此行的主要目的地，北沃尔夫街两边白色和褚红色的楼房相互交错，金色的枫叶静静地散落在人行道上，没有车水马龙，没有行色匆匆，很难想象这条坐落着全世界一流医院的街道，它是如此的宁静、淡定，正如这所建于1879年的百年名院——霍普金斯医院一般。

　　褚红色的建筑群在岁月的打磨下，柔和而不失暖意，霍普金斯医院的大门并没有特别的造型，简洁而庄重，不那么引人注意，倒是在离门口不远处的一位穿着燕尾服带着礼帽的绅士显得十分醒目，他笔挺地站在那里，当我走过他面前时，他给了我一个暖暖的微笑，再看他的旁边是一长溜在阳光下熠熠发光的轮椅。后来我知道这位"绅士"的职责只是管理为患者免费提供的轮椅。

　　一所百年名院的风骨和尊严，就这样通过一个小小的细节烙在我的脑海中，我想他的装束和举止不仅仅能使患者拥有一份"受宠若惊"的感动，也让人感受到这所医院员工对职业的信仰和崇敬。

以前，住院病人要拍片、进行胃镜检查或进行介入手术等时，家属和医护人员常推着担架床、手举输液瓶，穿梭在住院楼、急诊楼、放射楼、门诊楼之间，不仅送检不便而且病人的生命安全存在较大隐患。为此，医院从人性化和安全医疗的角度出发，在医院的各幢大楼之间架起了室内连廊，这也被病人称为"空中生命连廊"。

无论是门卫还是工作人员，他们总是把灿烂的笑容和"May I help you?"挂在嘴上。当你提出询问的时候，他们总是给予详细的解答。说完之后，总不忘再问你一次："还有问题么？我还可以帮助你什么？"当你致谢告辞的时候，他们会说："这是我的荣幸，很高兴认识你。"看到那种真诚的谢意，你会感觉非常轻松。

在接下来几天的访问中，越来越多的细节让我深受触动。

我看到一位医生在查房的时候，单腿跪在病床前和病人谈话。他没有丝毫的矫情和做作，像一个慈爱的父亲跪下来和孩子搭积木一样的轻松自然。

在这里，电梯的空间非常大，有一台梯内居然配置有许多抢救设备和插座，原来这是为了防备在电梯中病人发生突发情况时抢救需要。病房中磨砂的灯罩让灯光温馨而柔和，没有一点儿刺眼的感觉。所有桌上摆设的位置都很精准，仿佛尺子量过一样，简直像一条直线般。人行道上铺设的木板条之间没有缝隙，为的是防止患者跌倒，特别是考虑到穿高跟鞋女性的安全。

每个护士都有一把"万能钥匙"，以防止病人反锁在洗手间时发生意外。洗手间内应急呼叫按钮的设置考虑到患者所有可能跌倒的位置。医生们的穿着很随便，几乎不穿白大衣，因为医生们认为白大衣只是身份的象征；但是在餐厅里却随处可见穿白大褂的医生，因为医生在吃饭时是不佩戴医疗器械的，不便于患者识别，穿上白大褂就解

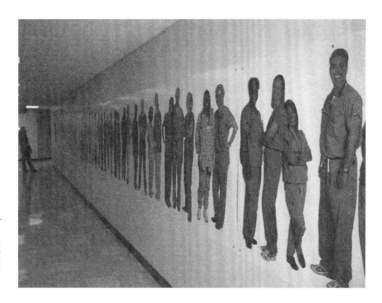

霍普金斯医院
极具个性的医
生展廊

决了这个问题。医生每看过接触过一个病人一定要洗手，免得把细菌带给另一个患者，他们认为医生本身应该是很干净的，同时这也是对病人的尊重。病房里设置了二级护理站：每两三个病房中间设置一个小的护士站，缩短了护士奔波的路线，也拉近了医患间的距离……

在这里我们深深感受到病人的安全、员工乃至来访者的安全是真正应该崇尚的。假如医疗离开了安全意识只会带来负面影响。有一天，我看到一位医院领导将一把钥匙交给一位医生并再三叮嘱他要仔细看管。我觉得好奇，后来这位医生告诉我这是医院自备发电机房的钥匙，他必须半个月启动并检查一次。医院每年都要为其更换将近一吨的柴油，还要支付大量的保养费。这机器从来没有真正使用过，然而从来没有人怀疑它存在的必要性。这些见闻让我深深觉得他们已经把安全质量管理真正落到每个细节上。

我曾问那里的一位医者："为何这里的每个工作人员都那么善意，让人觉得亲切？"他说："因为医院首先要定位把病人的利益作

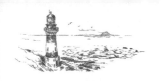

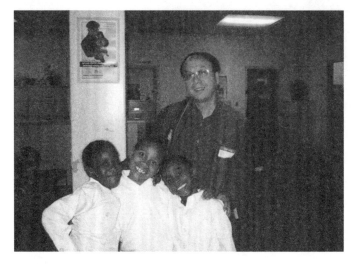

可爱的小患者

为首要任务，把员工的利益作为重要目标，只有善待员工才能善待病人，因此每个员工都将服务对象当做邻居一般。"

我知道这是欧美耳熟能详的谚语："Love your neighbor as yourself"（要爱你的邻舍）。然而，我心里产生一个疑问："又怎么可能每个人都是你的邻舍呢？"

在美国加利福尼亚州罗马琳达大学医学中心的大门口，有一排很有意思的雕塑：绅士的男人抱着一个病人，旁边的另一个男士弯腰伸手在帮助，同时边上还有一个人视而不见，甩衣而去。这是宗教上的一个典故，而现实中常常可以出现这些情况。有一位医者给我讲了一个故事："从前有一个旅客被强盗夺了财物，打得半死。有两位非常有能力帮助他的尊贵人恰好路过，却视若不见。在这位病人最需要医治的时候，一个平凡人停下了脚步。他跪下来，对病人说着安慰的话语，并对他的伤口进行了处理，随后将他带到了安全的地方，为他垫付了医疗费用，而后默默地离开。"

他问我："谁是这个病人的邻舍呢？"我回答说："是那个平凡人。"这位医者说："因为他心里有爱，所以他就可以把每位服务对象当做自己的邻舍。"

他的话给我很多启示：当这个病人最需要帮助的时候，前两位有能者却视而不见。反倒是这个平凡人走近了他，竭尽所能，如同对待自己的"邻居熟人"一样地为他提供医疗服务。结果，这个平凡人也成为了这位病人的邻舍。在收获美好的医患关系之外，我相信这个平凡人也找到了做"好医生"的秘诀——好医生就是把患者当邻舍，也让患者把自己当邻舍。

由此我想到了医院管理：好的医院管理就是建立起一套有机的体制，让每一个员工都能够自发而愉快地把患者当邻舍，让每一个患者都能够把医院当邻舍。只要医院把病人当邻舍而走近它们，医院就一定会发现病人的需要。试想，你会不为自己的邻舍熟人提供最周到的服务吗？你会不绞尽脑汁为其精心预备每一个细节吗？

我们医院"患者与服务对象至上"的价值观要求医院的每个人都需要去思考这个问题："这些成功的医院是如何将病人当做邻舍？如何爱病人如同爱自己？如何为病人多想一步、周到一点？如何用微不足道的细节来超越患者的期待？"

在国内，老百姓生病后的第一反应就是："我认识哪个熟人在医院工作呢？"我希望有一天老百姓面对疾病的第一反应是："我要去那个医院，例如浙医二院，在那里每个人都像是我的熟人。"

悲悯与博爱是医疗事业永恒的主题，在医学的技术味越来越重的今天，更多的医院管理者开始注意到医院内涵建设的重要性。医院的管理必须建立在"患者和服务对象至上"的核心价值观之上。核心价值观是一所医院可持续性发展的基石，由此而产生的员工自愿精神会为管理体系注入巨大的生命力。

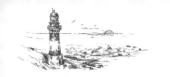

细微之处见品质文化

王选锭　陆群

"古之圣人，其为善也，无小而不崇；其于恶者，无微而不改。
改恶崇善，是药饵也。"

——明龚廷贤《鲁府禁方卷四医有百药》

当一个人在病痛中的时候，平日健康生活中令人舒服安全的糖衣
全被脱去，他（她）仿佛被忽然抛向了坚硬冰冷的生活本质，一个人
直面生与死，疼痛与麻木，世态的炎凉，冷漠与温暖……这时候，患
者心底的暗流很容易因为医院一点点不周到的细节而爆发出来，从而
使得医患关系剑拔弩张。故此，积极地去关爱和保护患者在疾病中敏
感的心灵，用完美温馨的细节传递医院对人的尊重和体贴，便成为越
来越多医院的关注点。

万芳医院的感染防控真正体现了"无微而不改"的精神。进入
医院大门，首先映入眼帘的是院长带头洗手的巨大宣传框，大门口台
桌上安置速干手消毒剂，进入医院的病患会自觉进行手卫生。在病床
旁、电梯口、病房走廊门口，到处都可以看到速干手消毒剂，甚至在
台湾的宾馆门口、餐厅、机场、厕所里也随处可见，为所有人的疾病
预防做了实事。医院卫生间的检验标本搁置架，方便了病人的标本放

透过细节看文化

置，流动挂号收费车，解决了有特殊情况的患者挂号缴费的难题，让人感受到服务的主动性。电梯旁一行"工作人员未戴手套严禁触碰按钮"的警示，体现了院感意识和对患者的保护。为了尽可能地杜绝感染，万芳医院连水槽下方都制订了严格规定，必须"净空无污损"。病区药品冰箱严格禁止放置病患标本或食品等，冰箱温度都有持续监控；病区库房对洁、污物品做到严格分区存置；所有的废弃物处理室都设置了门禁系统，甚至连食堂的刀具都用不同颜色区分切肉、切菜的不同功用。这些医疗安全管理的新理念都很好地提高了医疗安全性。此外，我发现台湾医院感染评鉴工作非常细致：每年首先都会由卫生署根据上一年评鉴结果和今年工作重点来制订出该年度的"医院感染控制查核作业手册"，印发至各个医院学习，然后由医院根据该作业手册先自评，自评第一项内容，即"前次查核建议事项是否有所改善"，要求被查核医院对于上一年度查核所列的缺失事项、建议事项的改善情况做一说明，得出一个自我评价等级，然后再接受外部核查。正是因为宣传到位、医院感控措施做到实处，才保证了全院上上下下以及社会民众的感控意识。医院把全面质量管理看做是一种经营的哲学和方法，通过教育和长期的宣传，慢慢灌输给员工，树立观念，改变行为，养成习惯，奠定了全面质量管理的基石。

　　在电梯中我看见一辆车盖得很严实。"里面藏着什么？"好奇的我发现原来这里面是干净的被服，它们被整齐地放置在洁净的不锈钢

为了能在最短时间内让患者接受治疗，医院斥资200余万元为每个病区增加一台除颤仪，并对全院进行了心肺复苏的技术培训；此外，停放在角落的移动清洁车、走廊中拐角处醒目的指示牌指示抢救物品最近的地方、拐角处明亮的路灯等，细微之处都倾注着温情的服务理念和安全意识。

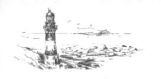

运送车内，外面用防水布覆盖着，以免再污染。

一辆五星级宾馆打扫房间的清洁车停在病房走廊上，清洁车上清洁工具一应俱全，清洁剂标识清楚，清洁人员会对病床进行彻底的清洁，既包括患者与工作人员易触摸的周围环境的消毒，还包括容易被大家疏忽的地方，如床架部分等。

我询问清洁人员，你在清洁环境时有困难吗？她说我们医院的环境清洁较方便，表面光滑平整，不容易藏污纳垢，能保持清洁。

当我走到一层楼时听到了敲打的声音，但这层楼被屏障挡住了，有个醒目的标识提示正在装修中，在屏障外干净没有污染，保护了患者的安全以及其他环境的洁净。

从手卫生、地面桌面清洁、被服洁净、水质合格到通风管道清洁，从治疗室、护理站、病房到卫生间的清洁，这里到处体现了品质的内涵。不管是病床旁、走廊上、卫生间，都有非触摸式水龙头、洗

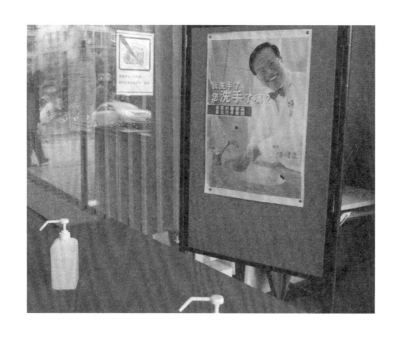

万芳医院的洁手宣传

手液、擦手纸、快速手消毒剂等设施。这些人们在日常工作中所疏忽或视而不见的，却是感染预防的重要内容。万芳做到无论在医院哪个角落，如果你触摸了患者，或手被血液体液污染了，你一定能马上找到手卫生设施，进行快速手消毒。

在万芳，我们深深感悟到，质量教育其实并不抽象，它可以和医院文化建设融合在一起，成为员工的理念和自觉的行动。名医林巧稚曾说过："医学不是修理机器，而是面对着活生生的人。"质量管理的背后是一颗敏感于患者需要的爱心，无数个细节连缀起来的是对患者人性和尊严的最高礼赞。

质量是政策和文化的结果，全面质量管理是一种全过程、全员、全岗位的质量管理。伴随着具有浙二特色的、以患者安全与品质服务为中心的全面质量管理体系的逐步建立，品质意识的文化将会深入每位医院员工的思维模式中。所以说，对全面质量管理的认识一定要从方法论的基础上上升为哲学高度。全面质量管理不仅是一种管理技术，更是一种思想意识。管理者必须如此理解全面质量管理的精髓所在，才能利用这套质量保证体系作为成熟的工具来撬动医院的发展。

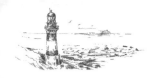

细腻与宽广，难以忘却的关键词

郑敏

1989年1月13日，杭州笕桥机场，狭小的候机厅里，我裹着厚厚的军大衣，望着窗外；萧瑟的西北风扬起行人红红绿绿的围巾和衣角，心中掠过一丝狐疑：此去西德留学，真的不用带棉被？这种怀疑在东德转机时更加强烈了——相比于杭州，东德的街巷满目疮痍，贫旧不堪……然而当我穿过"柏林墙"来到西德时，我被眼前的景象惊呆了，这哪里是水深火热中的资本主义社会，这里高楼林立，商业高度发达，人民安居乐业，比起刚刚改革开放的祖国简直就是天堂！

来到位于德国北部的荷尔斯泰因州，基尔大学的校园，我的心里激动极了：雄伟的欧式建筑，美丽的校园风光，静谧而蔚蓝的天空让人有种置身世外的放松感；而我将要在这里度过几年的时光，继续在医学上深造。

不孤单的皮肤科

基尔大学医学院给我的冲击首先是从视觉开始的，我惊讶于居然每个科室都有一幢独立的楼房，但当我来到将要在此学习的皮肤科时，一幢独立七层高的楼房呈现在我眼前时，视觉的冲击波开始向我的心灵传递。当时在国内，我们的皮肤科规模大都很小，而这里的皮肤科已拥有

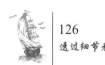

透过细节看文化

120张病床，国内对这个学科的重视程度都不高，甚至对皮肤科抱着一种无所谓的态度，仿佛皮肤科只是医学的一个点缀，可有可无。

但在这里情况完全不同，首先，他们认为皮肤科不是一种简单的点缀，而同其他学科一样，是一种复杂的综合性的学科。我的导师，一个皮肤科教授甚至担任了基尔大学医学院的院长，由此可见其重视程度。在这里，皮肤科与其他科室的联系十分紧密，合作也十分频繁，皮肤科会定期地召集一些其他科室的医生参与病例讨论会。

对一个在国内被认为无足轻重的学科的重视，实际上折射的是基尔医学院严谨、细腻的医疗文化。

记得有一次，教授让我做一个盲样检测，好像是要查证银屑病患者血液中是否含有某种成分。我做了很多测试，并将自认为很细致的报告交给了教授，结果教授似乎对我的报告不是很感兴趣，倒是对我的实验操作兴趣颇大——他按照我的操作步骤重复好多遍，直到得出的结论跟我的报告上相一致才最终"相信"了我的报告。

还有一次是要做一个什么试验，具体我也记不太清了，但是如果按照规定操作，那将是十分麻烦的事情，而采取另外的方式则会简便

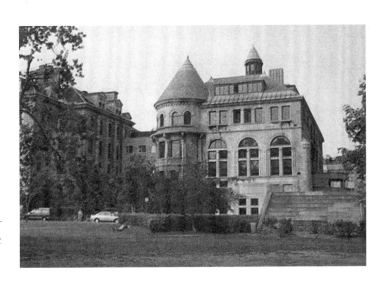

德国基尔大学
校园一角

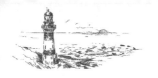

很多；于是我向教授提出了我的看法，结果被教授当场否决，原因是
"简便的途径往往会存在漏洞，最初设立的规范操作必定有其科学的
一面……"。

　　基尔的查房也是体现其细致文化的很好证明。据我所知，基尔的
医生在查房时不会轻易地对某一疾病下定论，他们往往要从病理学、
实验数据、病例、病史等多方面考虑，很多时候还会从不同科室的角
度来综合考虑，最终才会谨慎地决定患者到底患了何种疾病，属于何
种性质等。

宽广的胸襟

　　基尔给我的另一震撼是它的宽广胸怀。这一点在基尔大学对外国
留学生的培养方面便可以看出。

　　当时我在基尔大学的"进修"费用是德方出的，而我的导师也是
基尔皮肤科学人才中的佼佼者，德才兼备。这种"配备"对外国留学
生而言可谓奢侈了，但这还是最基本的，基尔的医学院在培养我们时
并没有采取"排外"的做法，而是同样为我们提供了很多试验器材及
药剂，需要用的实验室也都对我们敞开，并且鼓励我们要常动手做试
验，而我们所要做的就是按照规程申请使用即可。

　　记得有一次，我想要体验一下流式细胞仪的操作，而这种仪器，
皮肤科的实验室里是没有的，因为皮肤科的学生根本没必要用，只有
医学院的肾透析科才有。于是我抱着试试看的想法，按照规程申请使
用，没想到管理肾透析科实验室的教授非常爽快地批准了，甚至还给
了我一把钥匙，说："想来做试验的时候就自己过来吧。"拿到钥匙
的一刹那，我惊呆了，不仅仅因为我是一个"外国人"，还因为我所
在的科室跟肾透析科根本就是相差十万八千里的，而这位教授什么都
没问便批准了，这让人太意外，太震撼了。

后来，我学成归国时，基尔医学院还为我提供了2000马克（在当时约相当于10000元人民币）资助，说是供我的办公室装修用。此外，他们还陆陆续续地寄了一些仪器过来，如皮肤科必备器材照相机等，这些细节真的让我感慨良多：基尔培养了我这个外国人，我归国后，基尔还照常支持我，为中国的皮肤科发展献出自己的一份力量，这种气度和胸怀让人无比震撼和敬佩！

时至今日，每当我面对自己的学生，面对自己的病人，我都会想起自己在基尔的那段岁月，那段艰辛却异常温暖的经历……

"简便的途径往往会存在漏洞，最初设立的规范操作必定有其科学的一面……"这句话背后的科学精神，恰恰是我们所缺少的。在与国际同行不断沟通的过程中，我们直观地了解了他们是如何按标准来操作，从而提升我们的理念，改变我们对"标准作业流程"的看法。

不少医院的规章制度只注重规范性制度建设，忽视了程序性和流程性制度的设计和实施，最终使得规范性制度无法得到执行。规范性制度告诉我们要做到什么程度，而程序和流程性制度则告诉我们具体怎么做。从某种意义上说，"程序法"（流畅性制度）大于或重于"实体法"（规范性）制度。医院学校各项工作都是一个过程，过程是由一个又一个环节构成，环节是事物运动发展阶段得以延续、衔接的中介链条，是事物运动发展的显性结构表现。通过制度对过程实施管理，一定要抓住那些显性表现——环节，使各环节都得到合理的设置。

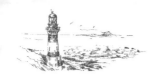

我们是一个团队

楼敏

六月的初夏，我终于到达了向往已久的美国城市——波士顿，当接机的教授微笑着对我说："欢迎来波士顿！"时，我的心突然感觉异常温暖，在世界的另一个角落，我即将感受新的生活。波士顿是美国最古老的城市之一，历史名胜随处可见；却也同样保持着青春的脉动。它以其数量众多的大学吸引着来自全世界的学子。哈佛大学正位于其中，而我此次的目的地正是哈佛大学医学院的教学医院——Beth Israel医院的脑卒中中心，这里有我仰慕已久的世界脑卒中权威Dr. Caplan先生。

让每个新人融入团队

Beth Israel医院脑卒中中心在全球享有很高的声誉，世界各地的病人慕名而来，求医问诊。其学术研究地位也很高，平均每年在《新英格兰杂志》等很多权威杂志上发表论文50余篇。

清晨的波士顿，显得宁静而自信。第一天上班的我走在路上，一直在想，这该是一座怎样的大医院？脑卒中中心里会有怎样的一支医生队伍？哈佛文化的沉淀，又会给它带来怎样的影响？

第一天的发现让我很惊讶，原来脑卒中中心只有5名本院医生：Dr. Caplan、3位副教授和1位刚工作不久的主治医师。其余的就是2名

透过细节看文化

卒中专科培训医师和多名在不同专科轮转的住院医师。看着办公室里安静工作着的医生们,惊讶过后的我决定开始探究为什么这个小小的医生队伍却能取得如此辉煌的成功。

随后,我被安排到病房团队,病房团队除了一位主治医师(Attending),还有一名卒中专科培训医师(Fellow)、两位住院医师(Senior R和Junior R)。每天上午,查房就以我们五人为团体进行访视和讨论。每天早上七点半,住院医师和卒中专科医师会先收集所有住院卒中病人的资料,各自拟好计划,然后在八点半向主治医师进行病情报告,一起讨论治疗计划,得到共识后才进入病房。讨论时间一般较长,大家意见不一致时就会立即查阅文献进行参考;有时需要其他科医师的会诊意见(Consult),我们还会约定在特定时间一起与其他科医生讨论,等大家得到完整信息并讨论充分后,再进入病房为病人作检查并且解释病情。

病房团队的认同感让我印象深刻,从第一天参加团队开始,主治医师就会不厌其烦地将每一位成员介绍给每一个病人及其家属,这个

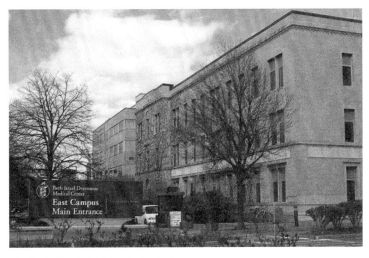

哈佛大学医学院脑卒中中心

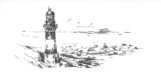

环节很简单，但却是每位医生和病人互动的重要开始。这让我深深感到，在这里，团队工作不是一句客套话，而是一种厚重的医学文化。

团队式协作治疗

刚开始加入团队时，因为查房节奏很快，加之对专业英语的口语不熟悉，我很有挫败感，只是旁听不敢发言。住院医生们的思维相当活跃，他们会问很多问题，即使有些问题非常简单，主治医师也会认真回答，并不断推荐很多资料以供参考，大家在讨论的氛围中不断深入思考，归纳总结。渐渐的，我发现只有积极主动参与到团队的讨论工作中，才能让自己不至于"沦落"为观众，真正地成为团队的一员。主治医生也会有意识地向我提问，鼓励我发言，让我更快更好地融入团队。

病房的住院医生非常忙，因为平均每天有10～20个卒中病人，而其住院时间多为2～3天。初时我很怀疑，这么短的住院周期，病人能满意吗？医生团队能否完成必需的诊治过程呢？有一次我忍不住地问一个刚准备出院的房颤卒中患者："你这么早回家，不担心病情吗？"他笑着说："在这里，所有医生都给我评估过了，该用的药用了，出院计划也非常详细，我有什么好担心呢？我还会定期再来的。"

原来，在每个卒中病人入院后，就会有一个管理员（Case manager）负责管理该病人的综合评估，基本上2天内就会完成所有的辅助检查，由卒中医生确定卒中病因和预防方案，而在入院后第二天，很多不同任务的医生就会按预约时间前来，包括物理治疗师(PT)、语言训练师、吞咽训练师、心理治疗师、抗凝治疗监测员等分别安排康复计划、心理指导和特殊药物用药指导等，还会安排社会工作员(Social worker)了解家庭情况，为病人提供尽可能多的家庭医疗保障。而出院的时候，训练有素的护士还会对患者进行健康宣教、出院指导，对患者进行电话随访等。在患者的病历里，每个人都会详细留下他的评估结果和计划。

虽然只有短短的两三天，却井然有序地记录着满满的计划，如此高效的成果需要团队怎样的合作精神啊！

跨团队的协作

每天我最开心的时间是早上9点到10点，因为该段时间会有固定的学术活动，周一教授查房；周二放射科联合读片；周三大查房（Grand Round），每次都会邀请全美最著名的神经科专家来讲学；周四是脑卒中会议（Stroke conference），由Dr.Caplan主持针对病房中有价值的卒中病例进行临床思维分析。每逢此时，很多教授齐聚一堂，各抒己见，以病例讨论为中心，引入各个领域的最新观念。最有意义的是，他们会各自提问，综合出很多临床问题，让听者不断深入思考。

我最感兴趣的是周五的病理查房。医学院最著名的病理教授会直接带学生进行全脑尸检，而尸检的对象多是几个月前的临床就诊病人，因此大体检查前住院医生会先汇报病史，而大体检查后还会有病理切片分析。印象最深的一次，病理教授刚在非常激情地进行全脑尸检，他边解释边指点，突然，他轻声嘟囔了一句："这好像不正常"，他随即认真询问了住院医生相关病史，然后邀请其主治医生前

回音壁

2011年，浙医二院建成了具备国际水准的数字一体化杂交手术室，成为浙江省内第一家可独立开展心脏杂交手术的医院；在院心脏内外科医生通力合作，11月，在院成功实施了省内第一个心脏杂交手术，这是技术的进步，更是团队合作的结晶！

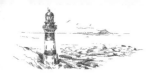

来，一起仔细分析大体的病理特点，最后放射科医生也参加进来，大家聚在一起热烈讨论，很快确定了该病例的诊断。

后来一次偶然的机会我得知，这个病例在全美报道后，形成了不小的轰动。事实上，在Beth Israel脑卒中中心，这样跨团队、不同专科医师之间的合作几乎每天可见，似乎已融入了他们的日常医疗和科研之中。

其实这些或许正是团队的领袖Dr.Caplan的追求所在。Dr.Caplan经常会和我们谈运动，他说美国人最喜欢的运动项目橄榄球、棒球、篮球都是团队项目，特别是美国第一运动——橄榄球，更是讲究团队协作。球队的核心是四分卫，他负责组织球队进攻，充分发挥团队整体的力量，取得胜利。因此，每年的MVP(最有价值球员)都是冠军队的四分卫，这就是对球队成功组织者的褒奖。

我常在想，"患者与服务对象至上"，这是我们医院的核心价值观，而站在这块基石之下的，必须是一支高素质的、具有整体力量的医学团队。我希望有一天，病人在离开浙医二院时，告诉我们："我相信你们，你们是一个优秀的团队"。

医院的科室，犹如一支橄榄球队，全体队员要各就其位，各司其职，科室的核心要充分发挥每个人的优势，密切配合，发挥整体效能，并进行跨科合作。医院真正要成功，还是得有良好的团队的精神、团队的理念、团队的素质、团队的文化。团队领袖要帮助团队成员发现团队共同目标的价值和意义。人人为了一个共同目标而奋斗便能增强团队精神，因为他们必须去依靠别人，也要准备好让别人依靠。

文化：培育高品质医疗的土壤

丁克峰

自改革开放以来，国内各界兴起了一股学习西方的热潮，这股热潮即使在今天看来也依然火热，方兴未艾。有些先进的东西被我们学习进来，应用于国内，大大地促进了国民经济的增长；但就如西方的一个故事讲到，有一个人出去撒种，种子有落在石头地里的，有落在荆棘丛中的，有落在好土地里的；每种土壤都能孕育出与之相应的收成。西方文明之花之所以绚烂，跟他们的文化是息息相关的，而文化就是承载文明的土壤。

"不怕死"的肿瘤患者

我曾经在英国交流了3个月。在那里，我最大的感触不是来源于医生，不是来源于护士，更不是震撼于他们高超的手术技巧，抑或是严谨的治学精神，而是来源于英国的患者们，震撼于他们对医生的信任，震撼于他们良好的依从性。

在英国的医院里，接诊病人的地方不是很大，但并没有像国内这样嘈杂。患者们不管是患了多么严重的病，都会按次序耐心地等待着，仿佛他们从来都不会感觉到不耐烦。尤其是我所在的胃肠肿瘤外科，由于我的指导教授较忙，等着他开刀的病人甚至排到了2个月后，

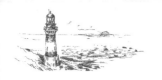

但患者们依然很有耐心地等待，并没有因此发生什么医闹事件。

　　记得有一次，一个患肠癌的中年人，在肠癌手术切除以后1年发生了肝脏转移，需要入院再次手术治疗。来诊时正好是教授与我一起接诊。根据教授的日程安排，我内心非常歉疚地建议患者在1个月后的某一天来住院手术。我猜想病人肯定会有意见，但令我极其意外的是，这位男士满怀歉意地与我商量是否可以将手术再推迟3周，原因是他有一个早已计划好的全家赴西班牙的度假！导师及其他工作人员几乎没什么大的反应，按照病人的要求，迅速确定了手术日期。在一旁的我傻眼了，这怎么可能？要是在国内，一个癌症患者前来就诊，医生将其手术日期安排在一个月后，患者不骂死医生才怪，怎么还可能自己再往后推迟3个星期？

　　后来，我从同事那里了解到：在英国，医生们很受尊重，患者都

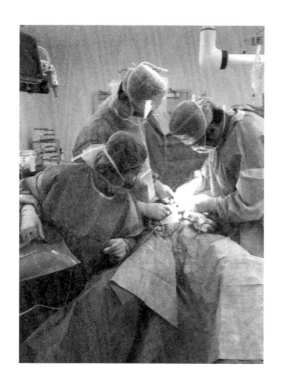

丁克峰在手术中

很信任自己的医生，因此其依从性较好；而另一方面，他们最注重的是跟家人在一起的快乐时光，即使是患了癌症也不能耽误他们的团聚时刻。

在澳大利亚学习期间，我也碰到类似的情况，在癌症病房里，患者们会首先拿到很多各种各样的小册子。这些小册子不是临终关怀，也不是生活中的注意事项，而是指导他们在得知自己患癌症后怎样跟他们的伴侣和儿女交流，以期最大限度地减少伴侣和儿女对可能失去亲人的恐惧和痛苦，怎样使自己的生活更有质量。医生们也似乎偏爱于"吓唬"患者，在诊断出患者患有癌症后，医生们根本不会找患者的家属沟通，而是直接跟患者本人讲出实情，患者们在得知自己患有癌症后也多会比较冷静，没有哭闹，也会有无声的泪水，但没有一蹶不振；相反，他们还要想方设法地安慰家人，那场面实在太让我震撼了。我惊叹于他们对生活的豁达，对责任的担当！

能出"好医生"的培训体系

由于在澳大利亚待的时间较长，相比之下那里的医院给我的震撼也更多。这些震撼有来自医生的，有来自病人的，也有来自澳大利亚的普通民众的。

跟国内相比，澳大利亚的医生可谓是年轻有为。举个例子来说吧，我刚到澳洲的时候，医院安排我去观看一例胃癌腹腔镜手术，我心里甚是激动；但是到了手术室，跟主刀医生聊了几句后，心里顿时凉了半截：一个35岁的、刚起步的医生，他的手术技巧值得我去观摩吗？事实证明我的担心完全没有必要。就是这个刚起步的年轻医生，在2个小时内完成了复杂的手术，而且手术过程极其精密，创口小，缝合好，手法熟练，完全不像是一个初出茅庐的医生具有的水平。

手术后我迫不及待地问他："您的手术做得这么好，是不是做了

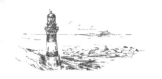

很多的练习？您一年肯定做很多这样的手术吧？"他有点奇怪地看着我："谢谢。我们医院胃癌手术每年只有40多例，我只做其中的一部分。"我有点不相信，继续问道："一年只做40个这样的手术，您的技巧就这么好，而我们医院一年约做400例，都没能把我们训练得如此熟练。您是怎么做到的？"他更加奇怪了，问："这两者之间关系很大吗？我们这里的医生都跟我一样……"他虽然如此说，但我仍然不大相信，难道他们比我们聪明？后来才知道，之所以澳洲的医生刚毕业就能达到很高的水平，是因为他们有科学而有效的培训机制。

且不说他们在医学院里的培养方式，光是他们毕业之后的实习期都足够让人震撼。7年的医学生生涯结束之后，他们要在2个以上英联邦国家、3家以上医院，进行2年以上的fellow培训，期间他们虽有初级的医生证书，并且工作于某一家医院，但他们不属于任何一家医院，而且去这些医院都要他们自己申请，因此若没有优秀的医学知识和手术基础，他们很难被任何一家医院接收。高标准的要求及惨烈的竞争让他们不得不把自己逼向卓越。这些培训结束以后，他们苦难的日子才正式开始——他们还要做一段时间的住院医生，这就意味着超负荷的工作，极少的休息，陀螺一般的生活……当经历了所有锤炼大浪淘沙以后，他们才算是真正出师，可以作为专科医生独立诊治病人，独立做手术了。这些严苛的条件决定了他们在出师的时候本身就拥有了高水平的技巧，这些公平的培训体系，使得能够达到专科医生水准的医生平均水平很高，良莠不齐被大大规避。因此那个年轻医生的高超手法便显得再正常不过了。而这些"正常"则正是震撼我的地方。

追求有质量、有尊严的"活着"

在澳大利亚的时候，我在报纸上看到这么一则新闻：一个老师在

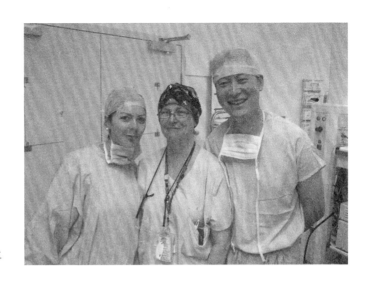

丁克峰与国外同事

教室门口挡住了行凶的歹徒，保护了学生，但自己却挨了一枪。所幸歹徒抓到了，他也被抢救了回来。电视台的记者在他清醒以后采访他对歹徒的看法时，他只说了一句："人总有犯错的时候"。 难道他挨的一枪不疼？难道凶手不应得到严惩？我一直在思索。

在西方国家的所见所闻让我慢慢地体会到西方文明中值得借鉴之处，以及法律制度中很重要的一点：他们注重保护活人，感化活人，教育活人，一切以活着的人为重。

他们不仅仅追求活着，更是追求有尊严、有质量的活着。在英国学习期间我碰到这样一个患者，他约有90岁了，因为肠癌已经做过两次手术，身体十分虚弱。但由于治疗需要，他不得不再接受一次手术。关于这次手术，主刀医生建议手术后肠造瘘，待病变部位恢复后再接回体内，这样可以避免并发症，有利于病情的治疗，但是对生活质量可能有一定的影响，不过也可以直接放在体内，这样生活中看起来体面一点，但相对而言于治疗无益，而且手术并发症的风险很大，甚至有生命危险，也要多受痛苦。最后，那位老先生选择了后者，原

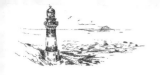

因是"我交了一个女朋友,我们会有一个美好的未来……"这个理由实在是让人难以想象,一个90岁的老翁,对于生活质量的追求都让我汗颜。

在世界各地的交流让我拓展了眼界,认识到了自己的不足:比如癌症的早期发现率,西方发达国家已达到了41%,而我们只有区区10%,这些技术方面的优势,相信通过我们不懈的努力,定能赶上他们;但是我们也必须要有个清晰的头脑,在向西方学习的热潮中保持冷静和睿智,从制度、技术层面推进改革的同时,也要逐步培育、推广与之相适应的文化,只有这样,国际上先进医疗的种子才能在浙医二院这片土地上生根发芽,开花结果。

医学实际是一种规范化科学。规范就是一个基本标准,虽然不同的方案间可以有些差异,但治疗原则不会改变。澳洲年轻医生卓越的表现,惯之以"正常"之名,就充分体现了其规范化操作的理念已经深入人心。规范化医疗是病人安全性的需要,也是治疗有效性的需要。科学而有效的培训机制,培养出来的不仅是高超的手术匠,更是具有独创力和想象力的学科领跑者。他们的科研精神和自学能力不会因为"规范化"而僵化,反而会往一个基本确定的方向不断前进,不断优化。

医者的幸福密码

潘文胜　陈焰

一　顺天堂医院医生的幸福

矗立在鼎沸的现代生活当中，面对着高强度的工作压力和越来越不简单的医患关系，我常常思索：医护人员脸上的微笑是出于职业要求，还是发自内心？幸福，这个对人类精神家园最理想状态的描述，来不得半点虚假和勉强。

当我有幸到日本顺天堂医院学习交流的时候，我发现那里的医护人员真的非常幸福。好奇心驱使我细心地观察他们的一举一动，找出他们幸福的根源。

顺天堂医院是日本最古老的医院，也是国家认定的标准治疗医院，其在日本的地位相当于协和医院在我国的地位，其胃腔镜手术技术堪称世界第一！但是这个世界第一跟技术的联系似乎还比不过跟工作的细致与服务态度之间的联系。

跟我们一样，顺天堂的同行也有固定的上下班时间，但绝大多数医生都会在医院忙到很晚，到晚上八九点钟是很平常的事情。上班时间除非有非常特殊的情况，医生都会坚守岗位，从不擅自离岗。在病人诊疗没有结束时，即使到了吃饭时间，医生也不会扔下病人去吃

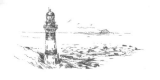

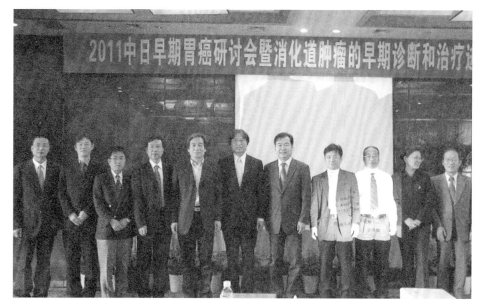

潘文胜（左一）与顺天堂消化内科渡边纯夫主任教授（左六）合影

饭。在对患者的诊疗过程中，医生总是尽心尽职，从不对患者敷衍了事，更不会出现对患者出言不逊的情况。如果病因、病况未明，患者即使死亡，医生也会在征得家属同意的情况下，同病理医生一起为患者做死后解剖，明确病因和病况，以告慰亡灵。医生的等级分明，但哪怕是最低级别的医生，也总是力求在自己的岗位上将事情做得尽善尽美，以获得周边人的认同。他们的敬业是发自内心的，对他们来说，敬业是最起码的道德和要求。不用豪言壮语，只需脚踏实地。

在佩服顺天堂同行高度的敬业精神和良好的服务态度的同时，我也不忘自己的好奇，试图找出他们的动力所在以及幸福感的来源。通过观察与了解，我发现，动力源于自身，也在于外部环境；幸福感亦然。

我曾同多位日本同行聊过天。他们一致认为，医生这一职业很高尚。对他们来说，从事这一职业并不仅仅是为了谋生，更是因为医生可以通过自己的技术和服务，为患者解除痛苦。总之，他们具有很强的职业荣誉感，也很珍惜这种职业荣誉感。在他们看来，医生和患者之间不仅仅是服务与接受服务的关系，还是一种信赖与被信赖的关系。患者出于信任而将自己的生死托付于医生，医生为此恪守职责，认为全力以赴、设身处地、全面细致地为患者服务是理所当然的。也正是因为医生恪守职业道德，在日本，民众对医生都相当敬重，医生的社会地位也很高，而且收入也不错。如此这般，顺天堂的医生怎么会不幸福呢？

另一方面，顺天堂医院的奖罚制度分明。各科由各自的主任教授负责，科室的业务量上不去，教学和科研没有进展的话，该主任教授将承受来自院方或董事会的巨大压力。对医生的奖罚则多由主任教授直接负责，成绩显著者将得以重用，薪水亦会增加。反之，违反医院的规章制度将受处罚：轻则扣除部分的薪水，严重者还会被辞退。医生如果出了医疗事故，赔偿金多由医生自己负责。巨额的赔偿金将花费普通医生10到20年的薪水。所以医生们必须小心谨慎，全身心投入工作。而且在日本，从事医生这一职业的人很多。同其他行业相比，这一行业的竞争更加激烈，优胜劣汰的社会竞争规则体现得尤为突出。一般情况下，患者往往会选择固定的医生为其诊断和治疗。如果患者都不去选择某个医生，那么该医生肯定是要被淘汰掉的。残酷的竞争规则是医生高度敬业的主要外在动力。

但无论是出于何种原因，顺天堂的医生总是尽职尽责，辛勤耕耘，用自己高超的技艺和一流的服务帮助患者们解除痛苦，恢复健康。

我的老师寺井毅先生的敬业精神与细致周到的服务为他赢得了很多病人的赞誉。作为医生，还有什么东西比患者的认同更让人兴奋的呢？用寺井毅教授自己的话来说就是："对患者全程跟随，无微不

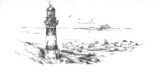

至，这本是医生天职，但却赢来舒适的生活，万人的敬仰，何乐而不为？"

二 Mayo clinic医者的幸福

总部设在美国北部Rochester的梅奥医院，大部分时间都是冰天雪地，但那里的医生的幸福感却是全美最高。我很幸运有机会在那里度过了一个月，时间虽然短暂，我却深深地感受到了梅奥医生幸福感的来源。

梅奥医生的幸福感很大程度上来源于患者的满意度。梅奥所有的工作人员都有共同的价值观——一切以病人利益为重。病人满意了，医生就觉得自己的价值得到了体现，就有了幸福的感觉。

梅奥的招聘是很特殊的，在招聘中医院最注重的是医生的服务意识和团队精神。因此留在梅奥的医生，必然是将全心全意为病人服务作为自己的工作目的和幸福之源。在我报到的第一天就充分地感受到梅奥友好热情的氛围。

由于我的方向感不好，所以我带着特意打印的地图来到门诊大楼，打开地图，正在找自己在什么位置。这时候，一位医生走过来微笑地问我："需要帮助吗？"然后他就很绅士地带着我找到接待处。从接待处出来，我又茫然了，接下来是需要找拍照的地方，明明刚才接待的人已经交代过地点，可我还是不得不看地图，这次我有点不好意思，特意找个角落，偷偷地打开地图，正琢磨着呢，耳边又响起亲切的声音："需要帮忙吗？"抬头一看，又是一张微笑的脸……

再来看看我在消化科门诊跟随的Loftus教授，他是炎症性肠病组的组长。无论工作多么忙碌，他脸上总是有温暖的笑容。每次门诊，他都特别耐心地倾听，除了给病人详细的咨询服务外，还非常注意给

透过细节看文化

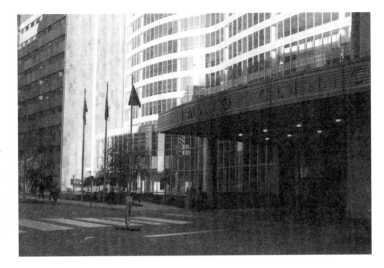

梅奥诊所的外墙呈现"五线谱"，体现出该院在文化艺术方面的追求

患者进行健康教育；长长的问诊结束后，他总是要问："Any other questions？"，如果病人还有需求，他仍然会耐心解答以确保病人百分之百的满意，门诊结束后，Loftus还要亲自带病人到护士处进行下一次门诊安排。

一天下午教授给几位病人做肠镜，其中一位病人是在意识清醒的情况下做的，护士不断地在旁边鼓励："你做得很好！"、"对对，深呼吸！"、"你配合得太好了！"、"你太勇敢了！"……肠镜结束后，这个病人笑眯眯地说："其实我刚才根本没做什么呀，但是你们总是夸我配合得好。"护士回答："至少你呼吸了呀！"肠镜室里爆发出快乐的笑声。在这样环境下工作的人，怎么能不幸福？

保持幸福感的另一个来源是能够做"自己"。梅奥非常强调临床医学研究的重要性，我在门诊跟随的几位专家都是目前国际上著名的临床科研的主要参与人员，他们做的这些科研都为临床提供了绝好的方向。除了大专家，很多小医生也一样在做各种不同角度不同层面的临床课题，这让我印象深刻。梅奥并不需要每位医生都在医疗、科

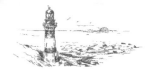

研和教学上样样杰出，但是要求医生至少在某一个领域做到优秀。因此，有的医生在科研上表现杰出，有的医生在教学上有特别贡献，大家一起团结合作，所有一切最终都是为了病人。让我颇感意外的是在消化科，虽然有的医生有100多篇高质量文章，但有的医生却只有几篇论文，甚至有一位只有一篇论文，但是大家都在安心地努力地为病人服务。这种多元化的评价体系也给每位医生提供了不同的平台。

还有一个很重要的幸福感来源是梅奥独特的医疗体制，这个系统保证了医生可以集中精力为病人做出更好的付出。比如梅奥有杰出的病案管理系统，完美地保留着60多年来所有病人的资料，现在已经全部电脑化。进行临床科研的时候，医生可以轻松地调出病人的资料进行分析。梅奥的医生通过分析这些资料已经写了1600多篇优秀临床文章，其中多篇都成为各种疾病诊疗指南的强有力的临床证据（也就是我们临床医生常常听到的各种梅奥标准）。病案管理系统成为临床医生进行科研的坚强后盾。此外，梅奥的工作人员配置也非常有特色：2009年Rochester总院的医生和科学家总数是1969人，辅助人员却有27217人之多。这些人员包括护士、技术人员、预约人员、后勤等各方面，所有辅助人员都全心全意地为病人为医生服务，也因此保障了一线人员可以集中精力为病人进行最好的诊治。还有一点我必须提的是：梅奥的医生再忙，每年也有28天的假期。医生可以利用这个假期去学习提高自己，也可以去度假放松自己。自己充好电了，才可以保持充足的精力为病人服务；只有自己幸福了，才可以真正做到让病人也幸福。

我是个热爱自己职业的医生，但是，我也发现自己现在常常难以找到幸福的感觉。我常常想：目前中国的医疗现状使得我们每位医生承受得太多，我们似乎丧失了本该属于我们的幸福感、荣誉感，但是，参照对外交流的经验，静下心来想想，我们还是可以找到属于我们的幸福。

比如：更加真诚地为患者提供各方面的服务；逐步完善病例资料的保管，为临床课题提供更好的基础；更加重视对有贡献精神的医生的宣传，而不是过于重视偏离临床的科研；改革晋升制度，对医生进行全方位的评估而不再仅仅重视科研和论文；逐步改善工作人员的比例；适当给予医生假期等。再退一步，如果暂时不能改变这些，最起码我们可以改变自己的心态——充实自己，不求所报的付出，一定可以找到幸福的感觉！

与其诅咒黑暗，还不如点亮一支蜡烛。上苍浩荡的悲悯之爱，并不是抽象的理论，而是实实在在地成为了有血有肉的行动。身为白衣天使，在患者和服务对象的幸福中找到自己的幸福，也许是对"红十字精神"的另一种解读。

医者的幸福感本质上来源于一种全心全意为病人服务的精神。尽管目前的国内医疗大环境让我们困惑甚至经历阵痛和失落，但我们可以化危机为转机，化压力为动力。我们要开阔视野，观察反思，然后踏踏实实地对我们的工作进行改进。坚贞地持守纯粹医学的意义，保持精英的自律精神，选择对患者最实惠的方案来维护者医患交流中的正面形象。当无数医者这样去做的时候，我们会在患者的尊重爱戴中重拾为医的幸福感。

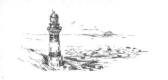

我愿意

戴雪松

加州大学洛杉矶分校有一个更响亮的名字——UCLA。

UCLA的餐厅是对外开放的，而且总显得那么国际化。所有人都可以进来用餐，所以在用餐时间，尤其是中午时分，餐厅内外总是人来人往。但由于有不同的餐区和餐式的区别，比如欧陆、美式、伊斯兰以及亚洲风味等等，而餐厅中央是自取饮料区，装满各种冷饮和小点的冷柜又设在另一头，所以人群并不拥挤。

因为要连台手术，中午我就和这里的医务人员一样，穿着洗手衣去这个位于里根医学中心一楼的餐厅吃饭。有意思的是，我常常会在同一个角落看到一位须发皆白的老者，戴着黑框眼镜，身材中等，穿着略有褶皱却整洁的细格子衬衫静静地坐着。在加州冬日的和煦阳光和湛蓝透明的天空下，我总觉得细格子衬衫其实是最佳的穿着，难怪也是街头最常见的。他驼着背，慢慢地吃着，仿佛是在做一件很重要的事情。

几乎可以肯定，他并不是这里的医生或者教授。因为虽然自由如美国，但医生、教师在工作时间的着装却并不含糊，除了洗手服之外，基本都是正装衬衫和领带，有时加西装外套。其实这也是一种社交礼仪，是区别于其他职业或者提醒自己的职业特点的一种方式。他不是医生，却常常来这里，为什么？

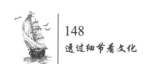

终于有一天，我坐到了他的斜对面。老人抬起头，给了我一个温暖的微笑："Howdy！"这句老美最常用的问候语马上拉近了我俩的距离。我立刻说出了在我心中萦绕许久的那个问题：You work here？他居然点了点头，而且是挺自豪地——是的，我是一个自愿者。见我有些错愕，他接着说下去——我已经86岁了，觉得该为别人再做点什么。于是这天中午，我开始了在美国最长的一顿午餐。

老先生自己的经历就是一个情节性很强的故事。他生长于东部的马萨诸塞州，年轻时参加了二战，去过北非，后来又在日本驻军。退役后就读于TUFTS大学，在大学时遇见了现在的妻子并结了婚，然后他们一起来到西海岸的洛杉矶并开了一家皮鞋厂。老先生眯着眼像是在回忆幸福时光，那时候厂里生意很好，最高时年产12000双高质量皮鞋，还雇了不少工人。两口子生活很快乐，育有一儿一女，现在已分别在印第安纳州和阿拉斯加州工作，而他最大的一个孙女已经45岁了，也住在洛杉矶。当然，好日子没有延续下去，随着来自中国的更时尚更廉价的鞋子以贸易最惠国身份大举进入美国，他的厂子不可避免地倒闭了。因为别无所长，就一直赋闲在家，可是凭着养老金和以

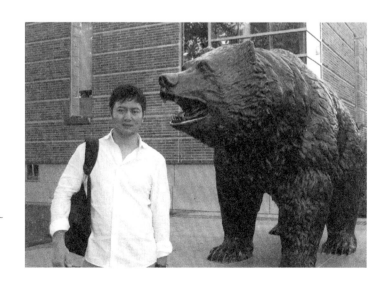

UCLA的标志
——Bruin熊

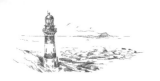

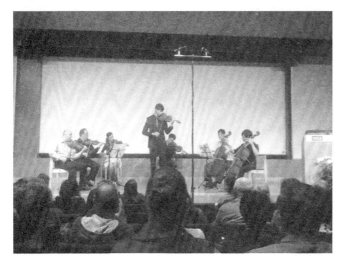

往不菲的积蓄，他和77岁的老伴至少能体面地生活着。期间也经历了
肩关节手术、膀胱切除术，眼下还受到颈椎病、骨关节炎的困扰。我
有些尴尬，他敏感地看出来了，马上接着说，他对中国抱有很美好的
感情，在最后一次还能出远门的时候就选择了中国的西安和北京作为
最后的旅游目的地。似乎是为了让我更确信他真的喜欢中国，他还告
诉我他们甚至费了很多周折收养了一个可爱的中国孩子，作为他们的
曾孙女，如今也住在洛杉矶，偶尔还会来看看他们老两口。

　　按理说，在中国这是一个颐养天年的年龄，可他已经从事这份志
愿者的工作有6个年头了，就是因为"想为别人做些什么"。一周2～3
天，他每次自己开车过来，享受院方给予的优惠停车政策，风雨无阻。
他的主要工作是patient liaison，也就是充当与患者相关的各种事务的
协调和联络人。他每天在病房里，最多时要拜访30～40名患者，工作内
容就是听取患者在医院里的各种感受和意见，并将他个人认为重要的、
需要医院解决的东西汇报给志愿者办公室，再由医院层面与患者沟通。

　　我暗暗觉得有理，不要觉得这个工作微不足道，老先生以一个普

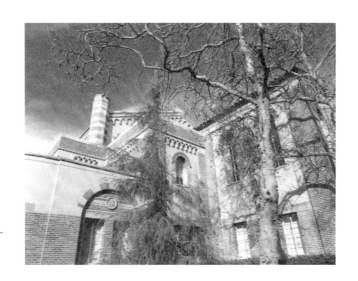

古老的学院外墙

通志愿者的身份与患者交流，患者容易接受，也更容易倾吐，结果是
患者的很多误解或者不良感受可以消解，一些矛盾的隐患可以发现并
应对在初期，这显然比将来院方与患方直面甚至对簿公堂要好得多。
他说，这里有大约数百名这样的志愿者，其中一位志愿者的服务时间
已经超过24年！而整个UCLA健保系统，自从1955年成立那时起，就建
立了志愿者部门，现在已经有各类志愿者超过1500名！

　　只能说，美国是一个志愿者的国度。早在建国初期的艰难岁月
里，民众就习惯于自助自救和帮助他人渡过难关。今天的美国社会，
这种志愿者行为早已蔚然成风，进而形成一种独特的文化；而美国各
级政府更是通过立法和宣传来不遗余力地扶持和弘扬这种"施爱予
人"的精神。

　　如今，社区志愿者服务已是普通美国人的人生成长历程中的重
要甚至必不可少的环节，年轻人上大学、求职的档案内必附有志愿服
务的经历。这是一种成就感，更是一种美好的经历，证明自己曾为社
会、为他人服务过、奉献过！就像我每天一早到医院第一件事就是到

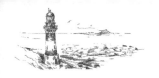

位于大楼东翼的计算机终端和其他志愿者一起排队刷卡，然后看着自己的累计无偿服务时间的增加，这也是一种快乐。

也许在国内，我们国人更看重血缘关系，更关心至爱亲朋，而对与自己"不相关"的人所遭受的苦难则常常忽视。中国社会要向前发展，就应该提高国人作为社会个体对国家和社会所承担的责任和义务的认识，提倡一种志愿者精神就是其中一个重要的方面。人都有恻隐之心，医院的志愿者活动，理应先行。

我们愉快地聊了不知多长时间，他看出我还有事要做，就建议我先走，我祝他好运，然后离开了。自那以后，在医院里，我多了一份心，留意去观察，就发现志愿者似乎无处不在。他们忙碌着，奉献着，也快乐着。孔子说："仁者爱人，为仁由己"。说明古人就已重视要用诚心去爱他人，关心他人，因为快乐的真谛并不在于你索取多少，而在于你能给予社会和你的人类同胞多少。不同于国内的"裸官"、"裸商"，美国人提出"裸捐"，就是把生前的所有尽数捐给社会，回馈社会。一个理性和有爱心的社会，应该提倡这种回馈和奉献。

好长一段时间过去了，我仍常常想起与那位老先生的邂逅，和他曾说过的话：我觉得该为别人做些什么。有时候我会遗憾不知道他的名字，也永远不会再有机会知道。可以转念一想，他就在那里呀，不为名，更不为利，只希望给予，尽己所能奉献。

他知名不具，他是志愿者。

志愿者的默默付出为医院的服务提供了深沉的坚持，医院的员工也悄悄地为这份坚持而感染，让平实的医疗服务更加彰显出它最原始的力量：关爱、真诚和温暖。

理解万岁

方序　郑芬芳

医疗永远都是最敏感的地带，因为它和幸福有关，和生命有关，和道德有关。

自从医生这个职业诞生起，患者对医生职业中的神性期待就未曾减少过。病人期待在医院解决自己灵魂、身体所有的问题，并且期望得到贵宾般的善待与礼遇。然而，这种期待遇挫时，常常会转化为非理性的愤怒和怀疑。故此，医护人员，医疗体系中看得见摸得到的部分，便成为了攻击的靶心。患者轻则一逞口舌之欢，重则拳打脚踢……对医护人员来说，超负荷的工作量、身心的巨额付出、不被理解的隐痛、得不到尊重的失落感……在公众舆论对医疗行业的颇多非议中，医患隔膜不知何时冰消雪融？

令人欣慰的是，万芳医院也面临过同样的问题，并且从管理观念到经营方式，从营造文化氛围到制订安全与质量管理策略中逐渐摸索出了一套令人称道的管理方式来防范问题的发生。在这个棘手的难题中，"拿来主义"可以派上大用场。

走进万芳医院，一股面包香扑鼻而来，耳边响起悠扬的钢琴曲。站在医院一楼大厅环顾四周，眼前呈现的是钢琴区、面包房、小超市、图书角、艺术陈列、美术画展等明亮的色彩，完全不同于医院惯医院全面推进质量管理，与万芳医院进行长期合作，打造学习型组织，把脉各个临床服务环节，双方医院互相交流学习，推广系统性全面质量管理理念，并逐步完善委员会制度，共修订500余项医院制度。规范全院高危药品的标识与管理、病区口服备用药管理等质量改进项目，采用PDCA与QCC等质量管理手段，全面推进医院质量持续改进。

有的阴沉、昏暗、弥漫药水味的刻板印象。万芳医院还常在挂号大厅举办音乐会、茶道表演等文化活动，借艺术之美陶冶心灵，缓解病痛的感受，降低病人候诊时的焦躁紧张情绪。病人进入医院的第一感觉是"我是被尊重的。"

为了更好地将"以病人为尊的人本意识"传递出来，万芳医院招募了许多来自社区的义工为病人或家属提供咨询、引导、生活护理、陪伴等服务。这些义工都是志愿者，医院提供教学培训，让他们具有相当的专业水准来为病患服务。义工人性化的服务让患者享受到在门诊医生那里无法得到的"长时间的陪伴"。

在管理制度的协助下，万芳的医护人员已经在日常工作中渐渐养成了这样的习惯——任何医疗行为都要以病人为出发点。用贴心诊疗与真心关怀来使病人感受到视病犹亲的温暖。

不仅如此，在万芳，存放病患就诊资料的保存柜上都贴着厚厚的贴纸，以免有人透过玻璃看到病患的资料。万芳医院有很强的保密原则，非常注重对病人病历和隐私的保护，看病叫号不显示名字，只显示编号。万芳的化验柜台都设置了隔离挡板，甚至有一些涉及隐私的药物还设有单独的发放空间。

在万芳医院，通过预约看病系统和通道分流设计，患者无需经历漫长的等待就能在较短的时间里看上病，一般病人单科门诊的就医流程控制在40分钟以内，无论在挂号窗口，还是取药窗口，都看不到人挤人的现象；每一个就诊患者都可以在服务台领取一本当月的医讯手册，里面有详尽的门诊时刻、卫教活动等实用信息；为方便上班族看病，万芳每天都有夜门诊，就诊项目与日门诊一样齐备。

一所优质的医院不但要理解患者，更要营造让员工感受到被理解和尊重的气氛。故此，万芳对医护人员的管理带着暖色。万芳医院的安全管理态度是"探究制度的漏洞"，而不是追究谁犯了错。因为有这样的免责系统，所以有异常事件发生后，相关责任部门常能主动通报，跟进分析原因，探讨错误来源，吸取教训。

美国波士顿的外科医生Atul Gawande在《并发症》一书中写道："医学是瞬息万变的集合体，我们得到的讯息不一定靠得住，而执行医疗的人不免会犯错。"然而对患者来说，他们无法接受医护人员的过错，至少不能接受错误发生在自己的身上。故此，医院从免责系统出发，让员工首先在医院的层面可以接受到饶恕和理解。"人非圣贤孰能无过"，当员工真实地认错之后，饶恕和可操作性的改进意见会让人感受到"被接纳的幸福感"。

如今，人将"妙手回春，舍生忘死"的幻想仍然寄托在医生的身上。然而医护人员也是凡夫俗子，在超负荷的工作中，难免有不周到的地方。当矛盾发生时，常常是双方受伤，医院受累。如何防患于未然，尽可能减少医疗纠纷的发生？让患者享受到温馨周到的服务和个性化的关怀，让员工们享受到耐心的倾听和有效的纠错机制，才能真正做到以人为本。

有人说：医生这一职业的神性需要生存在丰饶的土壤里，这土壤一部分是理想主义，有了那么点理想主义，医生才有具体脱离庸俗的可能。还有一部分来自于善良，也就是人道主义，有了那么点善良，

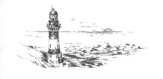

医生才有通往高尚的可能。

如今，在一个道德土壤稀缺的时代，我们或许很难遇到悲天悯人的医圣，但至少可以遇到许多合乎敬业标准的医生。我们也许不能总用非同寻常的道德标准来要求医者，但至少可以给他们一个缓冲的空间，成长的空间。

"真爱是包容，是相信，是盼望，是忍耐"，我们也许不完美，但我们会尽最大的努力，去理解。

万芳的服务理念体现在五个方面，即创办人员有爱心，医务群体最用心，服务最贴心，环境最温馨，医疗仪器最新。从医院对外关系的角度来看，医患之间的和谐关系对医院的发展有着巨大的意义。《说文》中解释："和，相应也。""和"是不同事物达到的平衡协调状态。在价值论层面上，"和"是人道追求的境界。在本体论意义上，"和"是天道运行的规律。从方法论角度看，"和"是处世行事的基本准则。"和"也体现着中国文化的首要价值和精髓。

和谐是"心"的功课，医护人员必须转化思想，看清自己跟患者是一体的、培养同理心对整体的使命感，才能达到真正的和谐。医院的管理者应该在管理领域去创造具有生命力的和谐组织，去滋养医护人员的生命，塑造强大的社会联系和团体联系，甚至去丰富社会乃至自然界的生命。

UCLA的"杂交"和"充电"

王璐　钱欢

UCLA接受来自世界各地的学生，不同的文化背景和教育背景使得他们的思维方式大不相同；对于此，UCLA表现出一种兼容并包的架势，在思维激烈碰撞的火花中产生最明亮的部分，充分实现现代知识的"杂交"和"充电"。故此，UCLA的学术氛围便是一种既严谨又有活力的良性循环系统。这一点在UCLA的学习会议上体现得淋漓尽致。

在UCLA，每个星期都有很多会议，大都安排在每天的7:30-8:30、12:30-1:30、5:00，因为时间是饭点，所以会场一般都会有食物提供。一边吃饭一边讨论，会议显得轻松了许多。会议一般都有明确的主题，以消化科为例，我模糊地记得，周三中午是病例讨论，周四上午是内外科联合会诊，下午是和病理科医生阅读病理切片，周五上午是基础医学进展讲座，然后是放射科片子阅读或者是某些知名专家讲座，中午则是Journal Club。每天一到会议时间，就可以看到医生们奔波于各个会议室参与学习的身影。这样一周下来，医护人员们可以学习到非常多实用的东西，从基础到临床相应科室的知识都涵盖得到。

记得有一次周四下午，消化科照常开展病理切片阅读会议，不同于往常的是这次会议还请来了临床科室和辅助科室的专家们。在一个并不大的会议厅里，一个Fellow将几天前所拍的内镜病人的片子分发给大

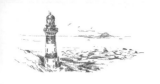

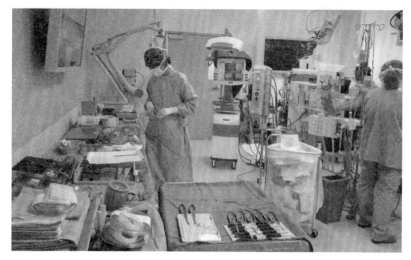

UCLA手术室一角

家，并详细地介绍了该病例的情况。随后，会议进入提问题阶段。先是由参与会议的所有人员，就Fellow所忽略的点儿进行提问，等关于这个病例的所有疑问都解决了之后便进入讨论阶段。讨论一般情况下都是鼓励小医生们先发言，根据自己所在科室的视角，发表自己的意见，然后再由大医生或者专家发表意见，一方面对小医生未想到的东西进行必要的补充，另一方面也是对小医生们的教育和启发。会议的气氛异常活跃，大家仔细聆听，各抒己见。到了最后阶段，讨论进入了白热化阶段，大医生、小医生们一改在病人面前的温婉形象，争先恐后地发表自己的见解，甚至因为一些问题还争执起来。当然，这种争执只是就事论事，仍带着学者的严谨和尊重。所有的讨论都是结合病人的实际，而不是空泛的虚谈。整个过程丝毫没有浮躁，作秀，走过场的色彩。这种讨论充分体现了各科室力量的联盟，从顶级专家到年轻医生都带着被激发起的求知欲，悉心思考对病人的诊断和治疗。

　　至今回想起来，UCLA的学术氛围仍是如此让我憧憬和向往。优良的学术气氛会产生优良的临床思维。临床思维决定了一个医生如何对病人的疾病进行诊治：从哪里下手，途中可以经过哪些清晰的路径，忙而不乱地抵达，又在何处结束。这种思维是经年锻铸出来的，更是在无数的讨论交流中揣摩出来的。许多书本上冷冰冰的知识，经过讨论、实践和反思之后便会更加全面而辩证。

记得有一次，一位少见的皮肤病患者，他的皮肤色素沉着极其严重，皮肤科查房的时候就将这位病人请到了检查室。来自各个院区的专科医生和相关科室的医生们先后对病人进行了病史采集和查体，随后是激烈的讨论。最终，大家初步诊断考虑"药物相关性皮疹"。接下来，医生们仔细翻查了该病人既往的病史和用药史，结果发现这位病人在十年前做了变性手术，其皮肤严重的色素沉着是由于雌激素的过多使用而导致的。最终这位病人也得到了合理的诊治。当然，对于UCLA的皮肤科医生来说，这是一个极其普通的成功案例，邀请其他科室的医生一同参与到大查房中来，对于患者的诊断和治疗都起到十分重要的作用。

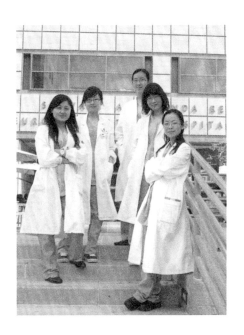

同去UCLA的浙二医生
左二为王璐
右一为钱欢

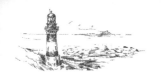

UCLA所见的读书会是一个专科医学继续教育的例会，形式类似于我们休闲时的茶话会。在轻松的氛围中，大家可以一边吃点心一边发表自己的看法。例会的具体时间是每周五的下午，地点在Westwood的康复医院。那时，同一科室，各个分院的医生都会聚在一起就某一个问题发表自己的观点。例会讨论的核心问题由当日的主讲医生确定，涉及的内容极其广泛，从生物制剂的应用到病人术后的心理安慰等，方方面面，不一而足。然后总结出针对某一个问题的进展或下一步应当采取的具体措施，大家各抒己见，有争论，也有玩笑，思维的火花在碰撞中不断生发，最终各取所需，教学相长。

令我感触颇深的是，UCLA医生们对大查房和读书会的态度。虽然没有明文规定，但每次的大查房，大家都是准备充分，论证严密，讨论非常激烈。而读书会也是非常热闹，没有特殊或紧急情况的医生都会来参加，大家从不放过任何一个学习的机会。

读书会和大查房，在国内的医院里也有一定程度的开展。开展并坚持这样一种讨论研究的形式并不难，难的是如何始终保持"不断追求卓越"的精神动力和学习能力。医学，正如梅滕更所言，对于最聪明的人来说也是难的，也需要不断地学习和追求。在一个人人追求卓越的学术氛围中，对知识的渴慕和对患者最大利益的追求将会成为一个医院的精神制高点，医者将在此对抗来自社会的庸俗力量，开创一个幸福的精神家园。

对外交流感言

我曾跟随UCLA附属Ronald Reagan医院乳腺外科的Attending一起看过一位日本籍的女性。患者40岁不到，在得知罹患乳腺癌后就决定将乳房全部切除，而事实上她只是一个导管原位癌的患者，Attending使用数据客观地告诉她无论全部切除还是保留乳房的结果都是一样的，只是治疗过程有差异，但是最后的决定还是完全根据病人自己。最后那位患者仍然坚定不移地选择了全部切除，Attending为她完成了手术。我问她："为什么不推荐她保留乳房呢？"Attending对我说："病人已经充分地了解了不同的治疗方法，应当将选择权留给他们自己，任何人做出怎样的选择都是有自己的原因的。"

这样的回答对于我来说又是一大震惊，因为在国内我们常常会不自觉地倾向性地告知患者我们觉得应当做怎样的选择，但在这里，Attending只是向她讲述种种的医疗知识和医疗方法，至于最终所采取的方案则由患者自己决定。

——王鹏

万芳医院的一楼大厅，有面包坊、咖啡馆，还有书报亭。一进大厅，烤面包与咖啡的香味氤在整栋楼的空气中，没有消毒水的味道，没有药品的异味，仿佛你进入的不是医院，而是一个生活服务区。就诊的病人、捷运站去上班的行人、医院工作人员都可以到这里享受食物的美味与温暖。

与大陆一流的三甲医院相比，万芳医院的建筑规模显得秀气紧凑

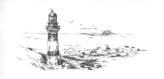

很多，即使是这样，万芳依然没有舍弃绿色的生命气息：天台上有一个不大的花园，树花相簇，错落有致。供人休憩的桌椅沿着里面的小径整齐地摆放着，因怕下雨还特意在天台上方搭建了一个遮雨棚。静谧的小花园让每个前来的患者仿佛远离了闹市，做个深呼吸，让平安和生机再次充满心间。

在医院二楼的走廊与大厅上，正在进行一个美术展览。工作人员介绍说，这种展览会定期举行。万芳将场地与空间租给一些艺术家，他们将各类艺术作品搬进万芳，利用万芳的各种空间进行展出。目前正在展出的是一个艺术家的画作，作品按照主题有序地挂置在走廊及大厅的墙壁上，来自作者友人祝贺的鲜花铺满了大厅的一角。新鲜的百合沁着清香，与明净的画作一起给驻足观赏的人们心灵的愉悦与感动。

——魏兴玲

有一个老奶奶，路都不大能走，独自来看病。在她体检的时候，我想帮她脱下护膝，结果被她很激烈地拒绝。我呆呆地站在边上看她很艰难地脱下护膝。内心还是很难适应。没想到，这个老奶奶在离开时紧紧拥抱了我一下，在我耳边说"Never get old（不要变老）"。这个场景当地的医生和护士也都看在眼里，但是并没有人主动过去帮忙，事后我才领悟过来，这就是他们对患者的另一种尊重。在UCLA病得再严重的患者（当然无意识的患者除外）只要不自己寻求帮忙，当地的医生和护士都不会主动去帮忙的，因为在他们的观念里每个人都是独立的有尊严的个体，过度的帮助反而是不尊重患者的一种表现！对我们来说他们似乎很冷漠无情，然而对患者来说，这是一种对其自理能力的信任和尊重。故此，"May I help you?"被医护人员常常挂着嘴边上，他们绝不做"强人所难"的好事。

——钱欢

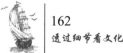

透过细节看文化

后 记

　　为了将浙医二院建设成为世界一流大学优秀附属医院，建立鲜明学科特色的国际品牌医院，近几年来，医院大力支持并派出员工到世界各大著名医院进行交流和学习，吸取先进医院的管理、服务经验和制度，并结合实际，应用于浙二医院。经过几年的发展，这项措施逐渐显露出它的效果来："二级护理站"节省了护士们来回奔波的时间，提高了患者的满意度；"日间手术"的开展缩短了患者的住院时间，节省资源，节省开支；MDT模式的实施使得诊断更加精准……另外我们开展的一些国际培训项目：如与哈佛医学院联合举办的中国首家高级灾难医学救援项目中国培训中心，与美国心脏协会（AHA）联合开展的心血管急救培训中心，以及与Mayo Clinic联合举办的临床研究培训等都在很大程度上提升了医院员工们的服务意识和服务质量。但是这样的成果离"国际品牌医院"的目标还有很远的距离，而且其直观性仅限于亲身到过海外医院的医疗工作者们。为了让全院员工们直观地了解到海外先进医院的管理、服务方式，也为了整合世界各大医院的管理、服务特色以供员工们参考，2012年医院办公室联合杭州晓钟文化策划有限公司，策划编写了《透过细节看文化》一书。

　　本书以医院员工们在海外先进医院的交流和真实感受为背景，以他们的真实经历为线索，提取他们经历中的细节部分，向读者们展示出世界著名医院在医疗服务中的各个环节，供读者们品味，参照学习。

本书在策划创作的过程中，医院领导给予了大力的支持：王建安院长不辞辛苦为每篇文章做了认真的点评；感谢陈正英副院长为本书拟定方向，厘清思路；感谢院长办公室王凯、方序等沟通协调采访、编写等事宜；感谢医生、护士在百忙中抽空撰写文章，畅谈感受。另外也感谢杭州晓钟文化策划有限公司的陈钦周、刘律廷、储莲珍、杨卡特、谢建强等人在策划、编排上的支持；感谢浙江大学出版社，感谢扬子江药业在编辑、出版上给予的有力支持，正因为有了他们，才有了本书的问世。

由于版面有限，部分文章未能收录在本书中，特别请作者谅解。由于水平有限，文章在编辑过程中，定有不少纰漏之处，希望读者和专家批评指正。

编　者

2012年11月

图书在版编目（CIP）数据

透过细节看文化——漫步世界著名医院 / 王建安主编.
—杭州：浙江大学出版社，2013.1（2017.11 重印）
ISBN 978-7-308-10991-8

Ⅰ.①透… Ⅱ.①王… Ⅲ.①医院－概况－国外
Ⅳ.①R199.1

中国版本图书馆 CIP 数据核字（2012）第 319689 号

透过细节看文化——漫步世界著名医院

王建安　主编

责任编辑	杜玲玲
出版发行	浙江大学出版社
	（杭州市天目山路 148 号　邮政编码 310007）
	（网址：http://www.zjupress.com）
策划出品	杭州晓钟文化策划有限公司（www.xzch.net）
装帧设计	杭州晓钟文化策划有限公司
印　　刷	浙江印刷集团有限公司
开　　本	710mm×1000mm　1/16
印　　张	11
字　　数	133 千
版 印 次	2013 年 1 月第 1 版　2017 年 11 月第 4 次印刷
书　　号	ISBN 978-7-308-10991-8
定　　价	38.00 元